Portpflege

Roland Hennes · Gisela Müller
(Hrsg.)

Portpflege

Hygiene, Verbandswechsel, Überwachung, Komplikationsmanagement

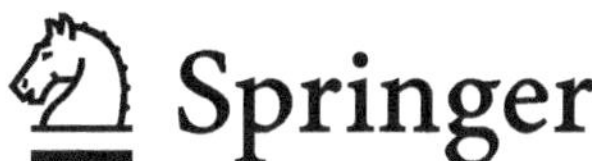 Springer

Hrsg.
Roland Hennes
Klinik für Allgemeine-, Viszerale-,
und Transplantationschirurgie,
Universitätsklinikum Heidelberg
Heidelberg, Deutschland

Gisela Müller
Chirurgische Klinik und
Klinik für Anaesthesiologie,
Universitätsklinikum Heidelberg
Heidelberg, Deutschland

ISBN 978-3-662-60482-3   ISBN 978-3-662-60483-0   (eBook)
https://doi.org/10.1007/978-3-662-60483-0

Die Deutsche Nationalbibliothek verzeichnet diese Publikation in der Deutschen Nationalbibliografie;
detaillierte bibliografische Daten sind im Internet über http://dnb.d-nb.de abrufbar.

Fotonachweis Umschlag: © Klaus Rüschhoff, Heidelberg

Planung/Lektorat: Sarah Busch
Springer ist ein Imprint der eingetragenen Gesellschaft Springer-Verlag GmbH, DE und ist ein Teil von
Springer Nature.
Die Anschrift der Gesellschaft ist: Heidelberger Platz 3, 14197 Berlin, Germany

Vorwort

Portkathetersysteme haben in der Onkologie und Ernährungsmedizin eine zentrale Stellung in der Behandlung dieser Patienten eingenommen. Die effektiven zytotoxischen Kombinationstherapien bei onkologischen Patienten und ausgefeilte parenterale Ernährungskonzepte haben einen wesentlichen Wandel erfahren. Eine sichere Durchführung dieser meist intermittierenden Therapien über lange Zeiträume, eine Vermeidung bzw. Beherrschung ihrer Komplikationen erfordert sichere Applikationswege. Portkathetersysteme zeichnen sich durch Langlebigkeit, Funktionssicherheit und geringe Komplikationsraten aus. Sie können über Jahre im Körper verbleiben und zeigen deutliche Vorteile gegenüber zeitlich begrenzt verbleibenden venösen Kathetern wie Piccline- oder anderen zentralvenösen Kathetern. Die einfache Handhabung der Portkathetersysteme durch Pflegende und Ärzte indiziert die Anwendung im stationären Krankenhausbereich, im ambulanten Klinikbereich bis hin zum häuslichen Bereich. Die Lebensqualität der Patienten erhöht sich durch ein Portkathetersystem, da die Bewegungsfreiheit und sportliche Aktivitäten wie Schwimmen, Wandern, Walking und einiges mehr uneingeschränkt möglich sind. Geringere Infektionsraten und weniger Katheterprobleme gegenüber anderen zentralvenösen Kathetern erhöhen die Patientensicherheit. Patienten zeigen eine hohe Akzeptanz hinsichtlich Komfort und gesteigerter Lebensqualität.

Die sachgerechte Anlage eines Portkathetersystems, die richtige Benutzung und leitliniengetreues hygienisches Handeln sind elementar wichtige Prozesse im Umgang mit Portkathetersystemen. Um dies sicherzustellen, braucht es Expertenwissen und klare Standards für den gesamten Behandlungsprozess unter Beachtung der Hygienerichtlinien sowie verantwortungsvolles Handeln aller Beteiligten. Die kollegiale und partnerschaftliche, interprofessionelle Zusammenarbeit und Kommunikation aller Beteiligten, in allen Bereichen, ist ein wesentlicher Aspekt, um einen langen, komplikationsfreien Behandlungsverlauf mit einem Portkathetersystem sicherzustellen. Dieses Lehrbuch zur Portpflege soll dabei unterstützen.

Aus Gründen der besseren Lesbarkeit verwenden wir in diesem Buch überwiegend das generische Maskulinum. Dies impliziert immer beide Formen, schließt also die weibliche Form mit ein.

Frau Gisela Müller hat seit 2007 die Leitung des Pflegedienstes in der Chirurgischen Klinik am Universitätsklinikum Heidelberg inne. Sie hat mit ihren Mitarbeitern Wesentliches dazu beigetragen, dass die Zielsetzung einer kollegialen Zusammenarbeit realisiert und ein professionelles Expertenteam etabliert wurde.

Frau Barbara Fantl entwickelte aus ihrer Expertise als onkologische Fachschwester Portschulungen für alle Kliniken der Universität Heidelberg und führt mit Herrn Dr. Hennes ein Portexpertenteam, um verantwortlich kompetente Pflege für Portpatienten umzusetzen und die Entwicklung zur Verbesserung der Pflege auf dem neusten Stand zu halten. Aus diesem Portexpertenteam entwickelte sich auch eine Pflegeleitlinie für Portpatienten, die für alle Kliniken des Universitätsklinikum Heidelberg verpflichtend wurde.

Dr. Roland Hennes gründete 2011 das weltweit erste universitäre Zentrum für Portchirurgie, in dem seitdem über 30000 Patienten mit Portkathetersystemen behandelt und beraten wurden. Mehrere Studien wurden zum Thema Standardisierung der Behandlung von Patienten mit Portkathetersystemen veröffentlich.

Mit eigenen über 12000 Portimplantationen und umfassenden Erfahrungen aus dem Heidelberger Portzentrum, die durch die enge Zusammenarbeit von Pflegenden und Ärzten vorhanden sind, entstand das Lehrbuch „Ports". Das vorliegende Lehrbuch soll darauf aufbauend den evidenzbasierten, aktuellen Stand der Portbehandlung und -pflege umfassend abbilden und gleichzeitig ein Praxisbuch sein, das den verantwortlichen Pflegenden und Ärzten das erforderliche Wissen vermittelt, damit sie schnell und zielsicher für eine kompetente Behandlung ihrer Patienten handeln und diese entsprechend beraten und unterstützen können.

Wir danken dem Team des Springer-Verlags, allen voran Frau Sarah Busch und Frau Ulrike Niesel, für die unermüdliche Unterstützung und fachkundige Betreuung, um dieses Lehrbuch zu realisieren.

Heidelberg
den 01.05.2020

Gisela Müller
Roland Hennes

Die Originalversion des Buchs wurde revidiert. Ein Erratum ist verfügbar unter https://doi.org/10.1007/978-3-662-60483-0_14

Inhaltsverzeichnis

Interdisziplinäre Zusammenarbeit in der Portpflege

Roland Hennes und Gisela Müller

Inhaltsverzeichnis

Portkathetersysteme haben in der modernen Onkologie und Ernährungsmedizin eine zentrale Bedeutung in der Durchführung notwendiger und geeigneter Behandlungsmaßnahmen eingenommen. Die kompetente und erfolgreiche Behandlung von Patienten mit einem Portkathetersystem stellt ganz besondere Anforderungen an die Pflegenden. Zunächst soll erklärt werden, was ein implantiertes Portkathetersystem so besonders macht und wie damit die Anforderungen an alle Berufsgruppen und Beteiligten definiert werden.

R. Hennes (✉)
Klinik für Allgemeine-, Viszerale-, und Transplantationschirurgie,
Universitätsklinikum Heidelberg, Heidelberg, Deutschland
E-Mail: roland.hennes@med.uni-heidelberg.de

G. Müller
Chirurgische Klinik und Klinik für Anaesthesiologie,
Universitätsklinikum Heidelberg, Heidelberg, Deutschland
E-Mail: gisela.mueller@med.uni-heidelberg.de

© Springer-Verlag GmbH Deutschland, ein Teil von Springer Nature 2020
R. Hennes und G. Müller (Hrsg.), *Portpflege,*
https://doi.org/10.1007/978-3-662-60483-0_1

1.1   Das Herausstellungsmerkmal eines Portkathetersystems

Ein Portkathetersystem bestehend aus einer Portkammer, einem Verbindungs-
mechanismus und einem Portkatheter ist ein Zugang, der als Implantat im Körper verbleibt. Damit ist es für jeden erreichbar, der mit einer geeigneten Nadel die
Portkammer punktiert, wodurch ein unmittelbarer Kontakt von außen in die Portkammer und damit in den Blutkreislauf hergestellt wird. Andere Implantate, z. B.
orthopädische Implantate wie Prothesen, kommen im Gegensatz dazu nur mit dem
Operateur im Sinne der operativen Im- oder Explantation in Kontakt.

Bei der Punktion kann es grundsätzlich auch zu einer Infektion kommen, weshalb die Einhaltung von Hygienemaßnahmen zu einer sterilen Portkatheterpflege
unabdingbar ist.

1.2   Nutzung und Bewertung von Portkathetersystemen

Ein Portkathetersystem, das heutzutage idealerweise als Hochdruckportsystem
mit einer Durchflussgeschwindigkeit von 5 ml/s implantiert wird, kann für viele
Indikationen wie Chemo-, Ernährungs- und Schmerztherapie genutzt werden.
Zusätzlich bieten die hochdruckfähigen Portkathetersysteme die Möglichkeit,
durch eine Kontrastmittelgabe CT- und MRT-Staging-Untersuchungen zu gewährleisten.

Für den Patienten bildet ein funktionierendes Portkathetersystem die Basis für
die Durchführung seiner notwendigen Therapien und kann für sein Überleben
bedeutsam sein, wenn lebenswichtige Medikamente und Ernährungslösungen
gegeben werden müssen. Dies erspart dem Patienten auch die Unannehmlich-
keiten und Ängste ständiger frustraner Punktionen, z. B. an den Unterarmen.
Gerade onkologische Patienten bieten am Unterarm häufig keine suffizienten
Venenverhältnisse für eine einfache Punktion mehr an. Hinzu kommt, dass einige
Chemotherapeutika nicht mehr über periphere Venen injiziert werden dürfen, sondern nur noch über ein zentralvenöses Kathetersystem.

Da Portkathetersysteme in allen onkologischen wie ernährungsmedizinischen
Einrichtungen sowie auch zunehmend in der radiologischen Diagnostik genutzt
werden, sind eine Vielzahl von Personen und Berufsgruppen mit der Behandlung
von Portkathetersystemen konfrontiert, die diesen eine besondere Verantwortung
auferlegt. Unabdingbar ist, dass sowohl ärztliche wie pflegerische Mitarbeiter, die
ein Portkathetersystem punktieren, standardisiert geschult werden und mit den
verschiedenen Systemen (Hochdruckportsysteme, Doppelkammerports, Ports zur
Nutzung in der Apherese) wie auch beispielsweise über die Spezifität einer Portnadel mit einer Sicherheitsvorkehrung genauestens informiert und trainiert werden.
Die Herausgeber übersehen von 2005 bis 2020 über 30000 Portpatienten, die in
den letzten 15 Jahren in der Universitätsklinik Heidelberg behandelt wurden.

Die Einhaltung der rechtlichen Aspekte der Portpflege sind ebenso wichtig, wie in Kap. 5 dargelegt wird.

Die Erstpunktion obliegt dem implantierenden Arzt, was jedoch regelhaft innerhalb der Implantation eines Portkathetersystems intraoperativ zur Überprüfung der Funktionsfähigkeit geschieht. Insofern ist die Erstpunktion grundsätzlich durch den operativen Eingriff bereits erfüllt. Im postoperativen, respektive ambulanten Bereich erfolgt die Punktion eines Portkathetersystems auf Anweisung eines verantwortlichen Arztes.

Die verantwortliche Durchführung der Punktion eines Portkathetersystems erfordert standardisiert geschultes und trainiertes Personal, zu denen alle Ärzte und pflegerischen Mitarbeiter gehören, die diese Tätigkeit durchführen. Das Fachwissen, was Kenntnisse über Materialien wie Portsicherheitsnadeln, Hautdesinfektionsmittel, Aufbau eines Portkathetersystems, Liegedauer einer Portnadel und viele weitere wichtige Fachdetails einschließt, muss bei allen, die einen Portpatienten mit seinem Portkathetersystem pflegen, unbedingt Beachtung finden. In den weiteren Kapiteln werden diese speziellen Punkte eingehend behandelt. Dass dieses Fachwissen über alle Berufsgruppen hinweg außerordentliche Bedeutung besitzt, spiegelt sich im Hauptproblem der Portkathetersysteme wider: nämlich der Gefahr einer Portinfektion mit schwerwiegenden Komplikationen und Kosten.

1.3 Interdisziplinäre verantwortliche Zusammenarbeit und ganzheitliches Vorgehen für den Portpatienten

Aus all den Erfahrungen mit Tausenden von Patienten wird überdeutlich, dass die Wertschätzung und der professionelle Umgang mit Portpatienten nicht nur verbessert, sondern transformiert werden sollte. Transformation sollte in diesem Kontext bedeuten, dass hier ein wirklicher Wandel in der Behandlung der Portpatienten erfolgen muss. Die bisher gelebte Praxis und Erfahrung zeigt, dass Standardisierungen nur in wenigen Kliniken oder auch ambulanten Bereichen auf aktuellem Wissensstand bereitgehalten werden (Abb. 1.1).

> ▶ Nur ein ganzheitliches Vorgehen – mit der Zusammenarbeit aller beteiligten Personen – gewährleistet für den Patienten auf Dauer eine erfolgreiche Behandlung.

Dies bedeutet, dass neben der standardisierten Schulung und Information von Ärzten und pflegerischen Mitarbeitern im ambulanten wie im klinischen Bereich auch die Angehörigen und Patienten über das Portkathetersystem gut informiert werden müssen. Insbesondere sind für die Patienten und Angehörigen die Fragen zum täglichen Umgang mit dem Portkathetersystem (z. B. sportliche Tätigkeiten, Körperpflege, Spülung, Blockung des Portkathetersystems) sehr wichtig.

Innerhalb der Themen Portpflege und Funktion der Portkammer besteht oft die Problematik, dass die verantwortlichen Ärzte weisungsbefugt und verantwortlich

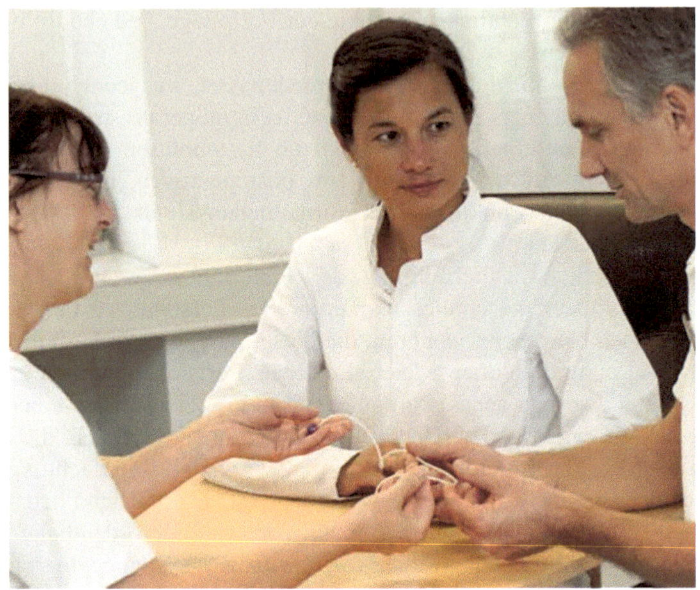

Abb. 1.1 Interdisziplinäre Zusammenarbeit. (Aus Universitätsklinikum Heidelberg, Port-Broschüre „Wissenswertes rund um Ihren Port" 2014)

für die Behandlung des Patienten sind, jedoch weit weniger Schulung und spezifisches Fachwissen aufweisen, als dies bei ausgebildeten Pflegekräften bereits vorhanden ist und praktiziert wird. Es ist wichtig, diesen Mangel in der Standardisierung der Portpflege anzusprechen, weil sich gerade hier ausgesprochene Diskrepanzen auftun, die sich letztendlich zum Schaden des Portpatienten entwickeln können.

Fazit

Zusammenfassend sind für eine kompetente und verantwortliche Behandlung von Port-Patienten die folgenden Anforderungen zu stellen:

1. Die standardisierte regelhafte Schulung aller beteiligten Berufsgruppen – Ärzte wie pflegerische Mitarbeiter – in der Handhabung und Durchführung der Portpunktion und Pflege der Portkathetersysteme. Dies beinhaltet insbesondere die Erfüllung der rechtlichen wie hygienischen Anforderungen.
2. Ein ganzheitliches Vorgehen für den Portpatienten mit der Auswahl und Nutzung der richtigen Materialien sowie Nachhaltigkeit in der Versorgungsqualität durch kompetente Ansprechpartner im ambulanten wie im klinischen Bereich, wo verantwortliche Pflegekräfte und Ärzte im Service stehen für eine kompetente Behandlung und Patientenzufriedenheit.

Indikationen für ein Portkathetersystem, Grundlagen der Portoperation und Umgang mit Komplikationen aus der Sicht der Pflege

Roland Hennes

Inhaltsverzeichnis

2.1 Indikationen

Patienten, die ein Portkathetersystem für ihre Behandlung benötigen, stammen häufig aus dem onkologischen und ernährungsmedizinischen Bereich. Hier stehen die Indikationen zur Gabe von Chemotherapeutika, Antikörpern sowie Ernährungslösungen und weiteren additiven Infusionen und Präparaten im Vordergrund. Hierbei darf jedoch nicht vergessen werden, dass auch die dauerhafte Gabe von Schmerztherapeutika über Portkathetersysteme erfolgen kann („Ports", Hennes und Hofmann Springer 2016).

Den Aufbau eines Portkathetersystems zeigt Abb. 2.1.

Durch die Entwicklung der Hochdruckports, die geeignet sind, über eine Pumpe eine Flussgeschwindigkeit von 5 ml/s zu gewährleisten, hat das Portkathetersystem eine zusätzliche Funktion erhalten, indem über den Port Kontrastmittel für eine CT- oder MRT-Untersuchung gegeben werden kann. Dies erspart gerade den Patienten, die sehr schlechte periphere Venenverhältnisse aufweisen, die frustrane Punktion an den Unterarmen, um die Kontrastmittelgabe durchzuführen.

R. Hennes (✉)
Klinik für Allgemeine-, Viszerale-, und Transplantationschirurgie,
Universitätsklinikum Heidelberg, Heidelberg, Deutschland
E-Mail: roland.hennes@med.uni-heidelberg.de

© Springer-Verlag GmbH Deutschland, ein Teil von Springer Nature 2020
R. Hennes und G. Müller (Hrsg.), *Portpflege*,
https://doi.org/10.1007/978-3-662-60483-0_2

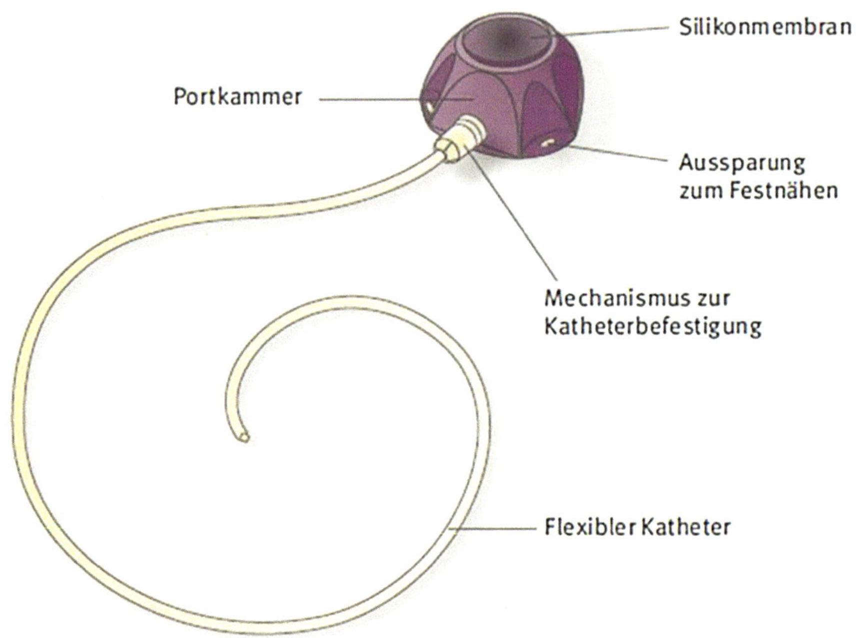

Abb. 2.1 Aufbau eines Portkathetersystems. (Aus Universitätsklinikum Heidelberg, Port- Broschüre „Wissenswertes rund um Ihren Port")

> ▶ Der Patient muss dem Radiologen seinen Portpass vorzeigen, auf dem nachgewiesen ist, dass es sich um ein Hochdruck-Portkathetersystem handelt, damit dieser die Rechtssicherheit hat, dass er die Kontrastmittelgabe über den Port durchführen kann.

Portkathetersysteme, die diese Spezifikation als Hochdruckport nicht aufweisen, dürfen für die Kontrastmittelgabe nicht genutzt werden. Der Einsatz von Hochdruck-Portkathetersystemen ist für eine moderne onkologische wie auch ernährungsmedizinische Behandlung unabdingbar, da die CT- und MRT-Diagnostik mit Kontrastmittelgabe bei den meisten Patienten Anwendung findet.

Indikationen für ein Portkathetersystem
- Chemotherapie
- Ernährungslösung
- Antikörpergabe
- Kontrastmittelgabe zur MRT-/CT-Untersuchung
- Apharese
- Dialyse Schmerztherapie

2.2   Grundlagen der Portoperation

Zum Grundlagenwissen eines pflegenden Mitarbeiter oder Arztes zur Herangehensweise an einen Portpatienten gehört, dass ihm die Prinzipien der Portoperation bekannt sind. Dies beinhaltet, dass auch die möglichen Lokalisationen der Portkathetersysteme präsent sind. Standardmäßig werden Portkathetersysteme thorakal angelegt, und zwar zwischen Schulter- und Brustmuskel neben der Mohrenheim-Grube (siehe Abb. 2.2). Diese Technik hat sich an der Universitätsklinik in Heidelberg als standardisierter Zugang bewährt und konnte auch in mehreren Studien positiv untersucht werden (Hennes und Hofmann „Ports" Springer 2016). Ein Portkathetersystem wird subkutan angelegt und idealerweise so, dass es auch beim adipösen Patienten möglichst nahe zur Hautoberfläche zu tasten und dann auch punktierbar ist. Zusätzlich sollte es fixiert sein, sowohl der Katheter im Weichgewebe respektive an der Vena cephalica als auch die Portkammer sollten mit wenigstens zwei Fixierungsnähten auf der Pectoralisfaszie fixiert sein. Ansonsten

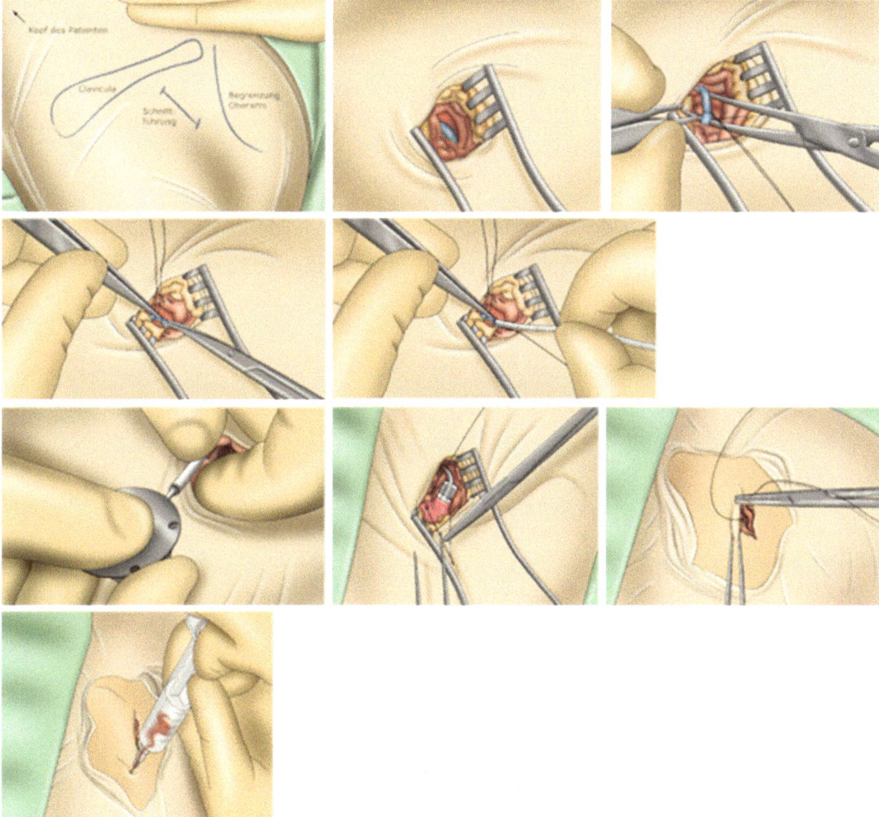

Abb. 2.2 Implantationstechnik via Venae sectio der Vena cephalica in der Mohrenheim-Grube. (Quelle: „Xope" Deutscher Ärzteverlag)

kann die Portkammer drehen und kippen, insbesondere wenn der Patient unmittelbar nach der Portoperation körperlich sehr aktiv ist (siehe Abb. 2.3). Dies zeigt sich in den Situationen, wo die Silikonmembran der Portkammer nicht für die Punktion erreichbar ist und man auf den Portkörper respektive den Boden der Portkammer punktiert und somit eine Portkammerpunktion unmöglich ist. Ein solcher Portpatient sollte dem Operateur bzw einer kompetenten Klinik vorgestellt werden, da hier die dringende Indikation zur Explanation bzw zum Wechsel des Portkathetersystem besteht. (Fischer et al. 2008)

Weitere Lokalisationen für Portkathetersysteme können in der Ellenbeuge oder am distalen Oberarm liegen, wobei Armports für die Lebensqualität und Bewegungsfreiheit des Patienten eine deutliche Einschränkung bedeuten. Hier können Nervenirritationen, Druckbeschwerden und andere Portproblematiken auftreten, die mit einer erhöhten Infektionsgefahr einhergehen können. Bei ausgedehnten Thrombosen und der Unmöglichkeit, ein Portkathetersystem thorakal anzulegen, bietet die Leistenregion eine weitere Option (Hennes und Hofmann „Ports" Springer 2016).

Ein an der Universitätsklinik Heidelberg entwickeltes Operationsverfahren setzt dieses um, indem über einen Leistenschnitt eine Crossvene genutzt wird, um die Anlage des Portkatheters durchzuführen. Der Katheter wird dann weiter getunnelt und die Portkammer außen auf den Tensor fascia lata im proximalen Oberschenkelbereich fixiert. Hier liegt dann die Portkammer für die Punktion

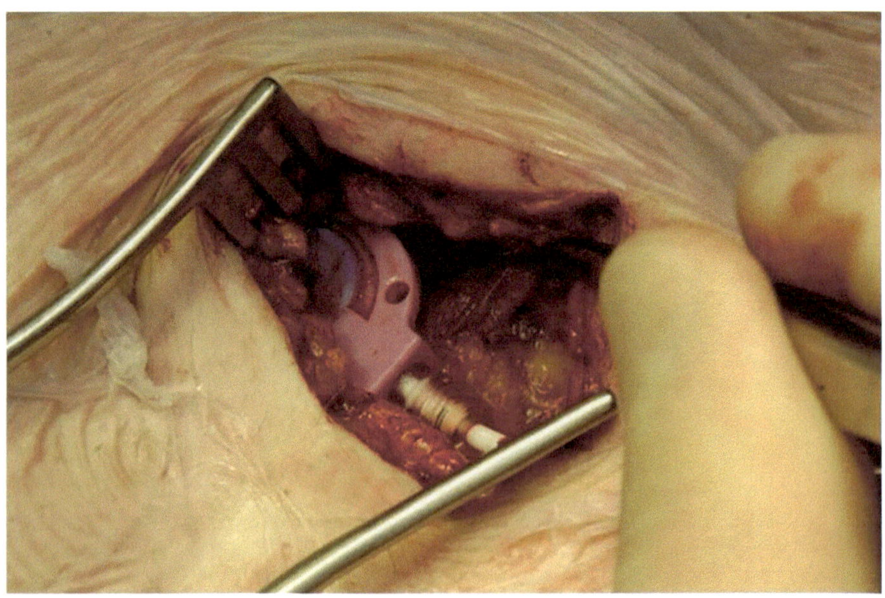

Abb. 2.3 Gekippte Portkammer bei fehlender Fixierung. (Aus Hennes und Hofmann 2016)

außerhalb der Leistenregion, die oftmals eine erhöhte Keimdichte aufweist, und die Portkammer befindet sich außerhalb dessen am Oberschenkel, wo sie sehr gut getastet und punktiert werden kann.

▶ Wichtig ist, bei allen Punktionen eines Portkathetersystems den Patienten sicher und korrekt zu lagern, damit die Portpunktion sicher durchgeführt werden kann. Hierbei sind wiederum die Hygienerichtlinien für die Durchführung absolut einzuhalten (Kap. 3).

2.3 Umgang mit Komplikationen aus Sicht der Pflege

Die Portkammergröße kann für den punktierenden Pflegemitarbeiter oder Arzt durchaus eine Herausforderung darstellen, da es von kleinsten Kinder-/Babyports bis zu großlumigen Erwachsenenports sehr viele Größenunterschiede gibt, die damit verbunden auch eine unterschiedliche Punktionsfläche aufweisen (siehe Abb. 2.4).

▶ **Praxistipp** Wenn bei sehr adipösen Patienten die Portkammer kaum oder sehr unsicher zu tasten ist, kann im klinischen Setting mithilfe eines Ultraschallgerätes der Port detektiert und die sichere Punktion der Portkammer unterstützt werden.

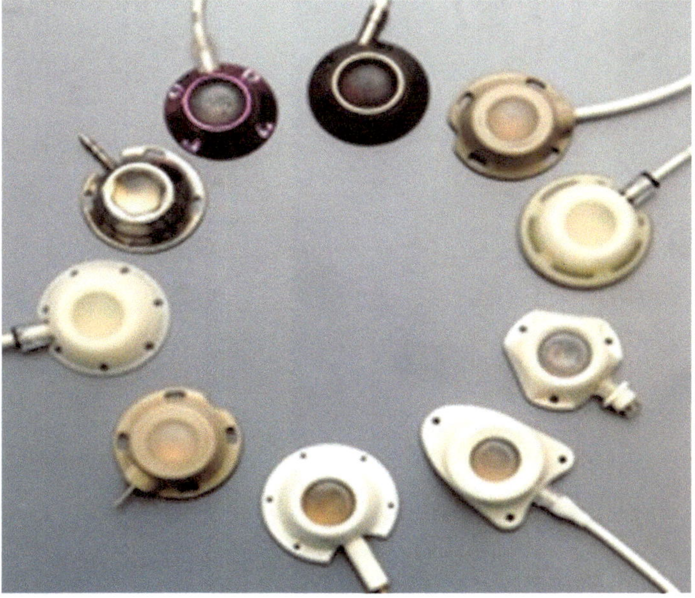

Abb. 2.4 Portkammern verschiedener Hersteller mit unterschiedlichen Punktionsflächen. (Aus Universitätsklinikum Heidelberg, Broschüre „Wissenswertes rund um Ihren Port" 2018)

▶ Unabdingbar ist immer, wie in den folgenden Kapiteln beschrieben, das sichere Tasten der Portkammer und die korrekte Auswahl der Portnadellänge.

Neben der unzureichenden Fixierung und dem Kippen der Portkammer gehören auch Knickbildungen im Portkathetersystem zu den Komplikationen, die bei der Portoperation entstehen können (siehe Abb. 2.5).

Diese treten manchmal erst nach der Implantation auf, die Funktionsprüfung intraoperativ zeigt dann, dass das Portkathetersystem einwandfrei funktioniert, doch bei den ersten Punktionen wird die Undurchführbarkeit der Injektion von Flüssigkeit festgestellt. Dies ist selten, aber immer wieder zu beobachten, gerade bei Silikonkathetern kann es zu einer Abknickung kommen, die zum kompletten Verschluss des Portkatheters führt und eine Nutzung unmöglich macht.

▶ **Praxistipp** Dies ist wichtig zu wissen, damit hier nicht mit massiven, unerlaubten Drücken über die Injektionsspritzen versucht wird, „mit Gewalt" das Portkathetersystem in Funktion zu bringen (siehe Abb. 2.6). Für einen solchen Fall ist die unmittelbare Vorstellung des Patienten möglichst beim Operateur oder einem zuständigen Experten notwendig.

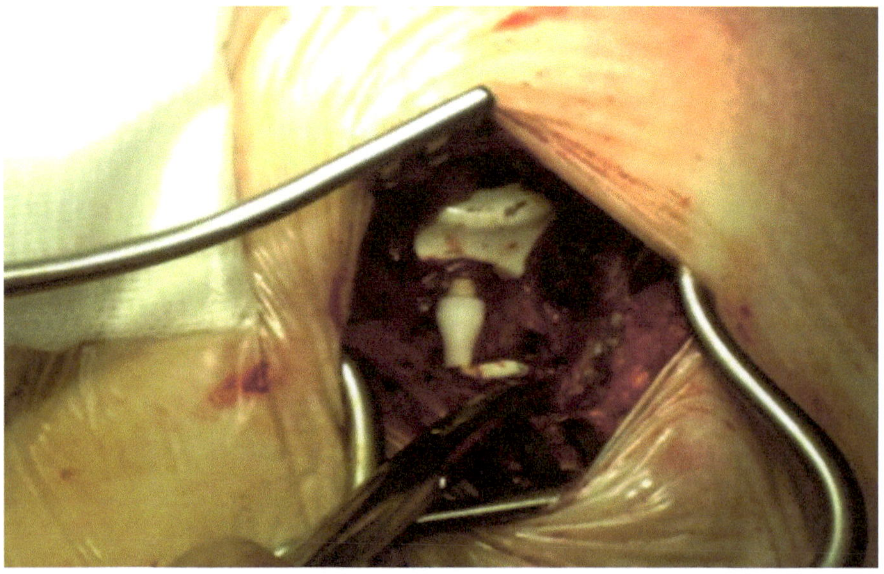

Abb. 2.5 Knickbildung des Portkatheters. (Aus Ports, Springer Hennes und Hofmann 2016)

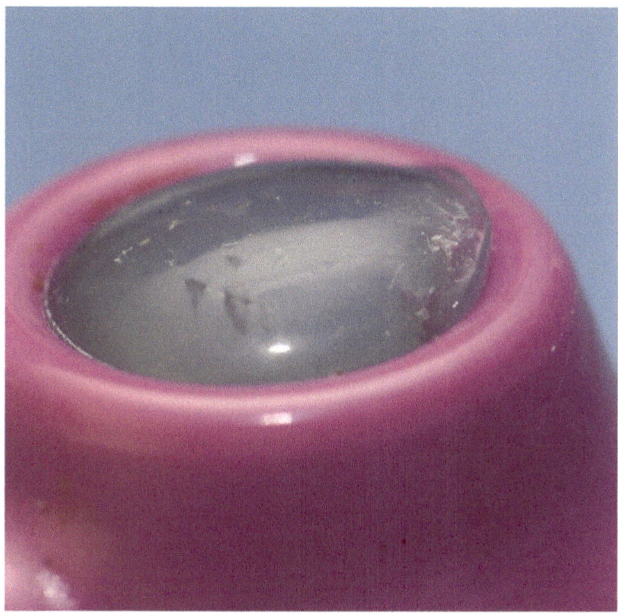

Abb. 2.6 Aussprengung der Silikonmembran aus der Portkammer durch die Benutzung einer 2-ml-Spritze mit unerlaubtem Druck. (Aus Ports, Springer Hennes und Hofmann 2016)

Zur Klärung eines solchen Befundes ist die Durchleuchtung des Portkathetersystems mit Gabe von Kontrastmittel sinnvoll, insbesondere auch um Leckagen und Paravasate auszuschließen bzw. nachzuweisen (siehe Abb. 2.7).

Wie in der Übersicht zu den Indikationen im Abschn. 2.1 aufgeführt, werden Portkathetersysteme heutzutage auch zur Apharese genutzt. Hier findet ein Blutaustausch über großlumige Portkatheter oder sogenannte „Apharese-Ports" statt. Diese zeigen eine normale Portkonfiguration und werden durch den senkrechten Stich durch die Haut in die Portkammer bedient. Eine Ausnahme ist ein auf dem Markt befindliches System, welches auch für die Dialyse genutzt werden kann. Bei diesem Portkathetersystem ist eine schräge Injektionstechnik durch die Haut notwendig; die Portnadel muss in einem Winkel von ca. 30–40°, je nach Konstitution und Anlage dieser Kammer, durchgeführt werden. Hierzu sollten die Herstellerhinweise genauestens studiert werden, bevor die Punktion eines solchen Apharese- oder Dialyseports durchgeführt wird.

Eine weitere Besonderheit ist der Doppelkammerport. Hier sind zwei Portkammern unmittelbar nebeneinander zu tasten. Dieser Port dient der Spezialindikation und hat eine besondere Konstruktion, die verhindert, dass zwei Infusionen, die gleichzeitig gegeben werden müssen, sich mischen. Dazu hat der Katheter des Doppelkammerports unterschiedliche Auslässe, sodass eine Vermischung der Substanzen nicht erfolgen kann und z. B. eine Ausfällung der Infusionslösungen

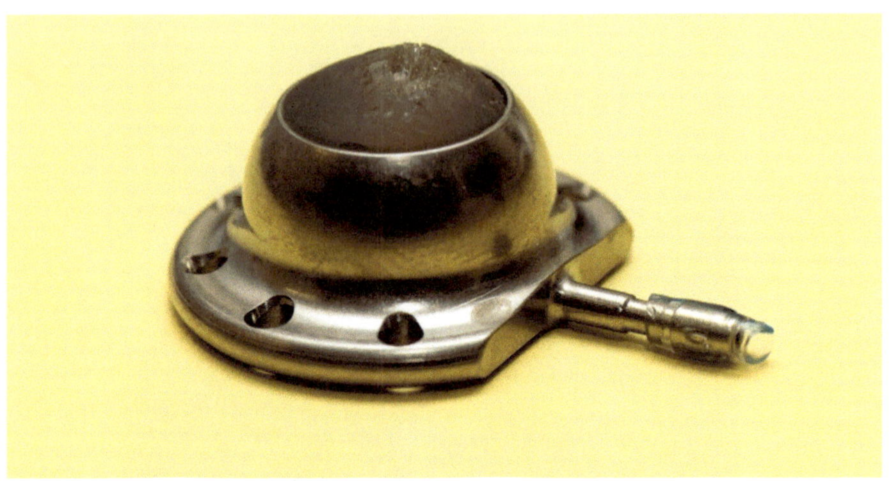

Abb. 2.7 Zerstörte Silikonmembran mit beobachtetem Paravasat eines 15 Jahre alten Port. (Aus Ports, Springer Hennes und Hofmann 2016)

vermieden wird. Bei einem Doppelkammerport müssen beide Kammern gespült und geblockt werden.

> Portkathetersysteme können über Jahre im Körper verbleiben und zeigen bei versierter und geschulter Pflege die geringste Komplikationsrate für Infektionen im Vergleich zu anderen Kathetersystemen, wie zentralvenöse oder kleine Katheter (Makki et al. 2006).

Fazit

Die pflegerische Behandlung eines Portpatienten ist nach hygienischen, rechtlichen und medizinisch kompetenten Gesichtspunkten eine anspruchsvolle Tätigkeit, die nur durch geschultes Personal durchgeführt werden sollte, dies wird auch durch die Richtlinien des Robert Koch-Instituts unterstrichen (RKI 2017). Treten bei der Punktion der Portkammer Probleme auf, wie z. B. ein Paravasat oder die Undurchführbarkeit bei Okklusion, sollte der Patient grundsätzlich bei einem Portexperten vorgestellt werden (Fischer et al. 2008). Die Überprüfung der Funktionstüchtigkeit des Portkathetersystems gelingt im Rahmen einer Durchleuchtung des Portkatheters mit Kontrastmittel. Sie gibt Auskunft darüber, inwieweit der Katheter durchgängig ist, ob Paravasate/ Undichtigkeiten bestehen, Fehllagen oder Knickbildungen entstanden sind. Die Verlaufsbeobachtung, eine sorgfältige Dokumentation sowie die exzellente und verantwortliche Pflege sind die Grundlagen für eine komplikationsfreie und kompetente Behandlung des Portpatienten.

Literatur

Fischer L, Knebel P, Schroder S, Bruckner T, Diener MK, Hennes R, Buhl K, Schmied B, Seiler CM (2008) Reasons for explantation of totally implantable access ports: a multivariate analysis of 385 consecutive patients. Ann Surg Oncol 15(4):1124–1129. https://doi.org/10.1245/s10434-007-9783-z

Hennes R, Hofmann HAF (2016) Ports, ISBN 978-3-662-436440-0. Springer, Heidelberg

Maki DG, Kluger DM, Crnich CJ (2006) The risk of bloodstream infection in adults with different intravascular devices: a systematic review of 200 published prospective studies. Mayo Clin Proc 81(9):1159–1171. https://doi.org/10.4065/81.9.1159

RKI (2017) Prävention von Infektionen, die von Gefäßkathetern ausgehen : Teil 1 - Nicht-getunnelte zentralvenöse Katheter. Empfehlung der Kommission für Krankenhaushygiene und Infektionsprävention (KRINKO) beim Robert Koch-Institut. Bundesgesundheitsbl 60(2):171–206. https://doi.org/10.1007/s00103-016-2487-4

Vanessa Eichel und Uwe Frank

Inhaltsverzeichnis

3.1 Grundlagen der Hygiene

Grundlage für die Hygiene im Umgang mit Ports ist die sogenannte Standard- oder Basishygiene. Diese beinhaltet die Händehygiene, die Schutzausrüstung, das Verhalten beim Husten, Niesen und Schnäuzen, die Reinigung/Desinfektion der Patientenumgebung, die korrekte Aufbereitung und die sichere Injektionstechnik.

V. Eichel · U. Frank (✉)
Sektion für Krankenhaus- und Umwelthygiene,
Universitätsklinikum Heidelberg, Heidelberg, Deutschland
E-Mail: uwe.frank@med.uni-heidelberg.de

V. Eichel
E-Mail: vanessa.eichel@med.uni-heidelberg.de

© Springer-Verlag GmbH Deutschland, ein Teil von Springer Nature 2020   15
R. Hennes und G. Müller (Hrsg.), *Portpflege*,
https://doi.org/10.1007/978-3-662-60483-0_3

3.1.1 Händedesinfektion

Zur Händedesinfektion werden VAH-gelistete, alkoholbasierte **Händedesinfektionsmittel** mit rückfettenden Substanzen eingesetzt (z. B. Sterillium® classic pure). Bei Ausbrüchen durch unbehüllte Viren, wie z. B. Noro-, Polio- und Adenoviren, sind Präparate mit verstärkter Viruzidie und entsprechendem Wirkspektrum empfehlenswert (z. B. desderman® pure, Sterillium® virugard, Softa-Man® acute). Die Einwirkzeit ist abhängig vom Präparat und von der Indikation.

Es wird unterschieden zwischen der hygienischen und der chirurgischen Händedesinfektion, auf Letztere wird hier nicht eingegangen. Die hygienische Händedesinfektion wird zu den fünf WHO-Indikationen (vor und nach Patientenkontakt, vor aseptischen Tätigkeiten, nach Kontakt mit infektiösem Material, nach Kontakt mit der unmittelbaren Umgebung des Patienten) sowie vor und nach Verwendung von Handschuhen und vor Betreten einer Station oder Abteilung durchgeführt (Abb. 3.1) (RKI 2016).

> ▶ **Praxistipp** Die Hände werden vollständig mit 3–5 ml (mindestens 2 Hub) Desinfektionsmittel benetzt und bis zur Trocknung verrieben. Insbesondere ist auf Fingerkuppen und Daumen zu achten, da diese Bereiche am häufigsten vergessen werden. Das Vorgehen nach standardisierten Bewegungsschritten ist nicht verpflichtend, eignet sich aber zum Erlernen der Technik. Die Standardeinwirkzeit beträgt meist 30 Sekunden.

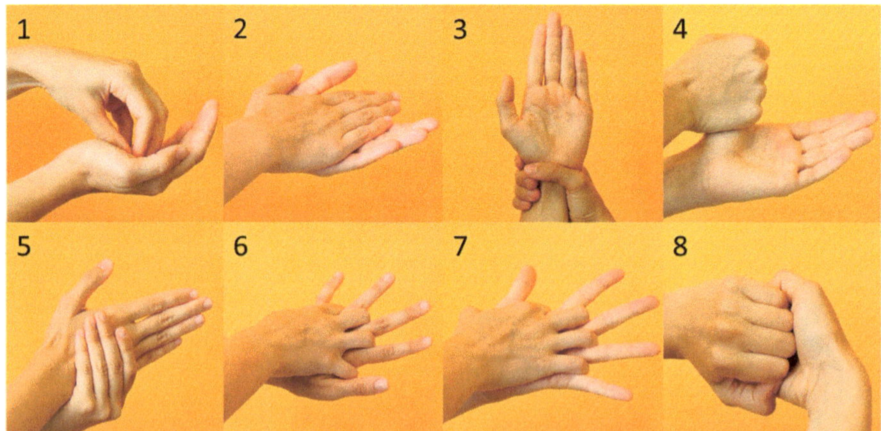

Abb. 3.1 Schritte der Händedesinfektion. In jede Hohlhand wird ein Flüssigkeitsspiegel aus Desinfektionsmittel gegeben und die Fingerkuppen werden mit Drehbewegungen hineingetaucht (1). Dann wird das Desinfektionsmittel auf den Händen bis mindestens zum Handgelenk verteilt (2, 3). Insbesondere Daumen (4), Hand- und Fingerrücken (5), Fingerzwischenräume (6, 7) und Nagelfalze (8) werden eingerieben. (Quelle: Sektion für Krankenhaushygiene des Universitätsklinikums Heidelberg)

3.1.2 Hautdesinfektion

Zur Hautdesinfektion werden VAH-gelistete, alkoholbasierte **Hautdesinfektions-mittel** verwendet. Man unterscheidet Hautdesinfektionsmittel mit und ohne zusätzlichen remanenten (lang anhaltenden) Wirkstoff. Hautdesinfektionsmittel ohne Remanenz, wie z. B. Cutasept® und Softasept®, sind beispielsweise indiziert vor Punktionen, zur Blutentnahme, vor Injektionen und vor Manipulation an Konnektionsstellen. Substanzen mit remanentem Zusatz, wie z. B. Octenidin bei Octeniderm®, Chlorhexidin bei Skinsept® und PVP-Jod bei Braunoderm®, werden immer dann eingesetzt, wenn die Hautbarriere über einen verlängerten Zeitraum durchbrochen bleibt. Dies ist der Fall bei der Anlage von Gefäßkathetern und auch bei der Portpunktion. Die Einwirkzeit variiert je nach Präparat, Indikation und Talgdrüsen- bzw. Fettgehalt des Hautareals (RKI 2017).

3.1.3 Flächendesinfektion

Die Flächendesinfektion erfolgt mit einem VAH-gelisteten **Flächendesinfektions-mittel.** Die Desinfektion einer Fläche oder eines Gegenstandes ist beispielsweise indiziert vor und nach Gebrauch, insbesondere vor aseptischen Tätigkeiten, nach Kontamination, bei Patientenwechsel und in regelmäßigen Abständen (RKI 2011) (Tab. 3.1).

3.2 Infektionswege von Portkathetern und Stellenwert der Hygiene

Die Infektion ist die häufigste Komplikation eines Portsystems und der häufigste Grund für eine Portexplantation (Fischer et al. 2008; Narducci et al. 2011). Die Gesamthäufigkeit einer Portinfektion divergiert aufgrund von patienten-eigenen Faktoren und Art der Infusionen, jedoch können Hygienemaßnahmen die Infektionsrate beeinflussen. Sie wird mit 0,8 % bis 10 % angegeben (Lebeaux et al. 2014; Teichgraber et al. 2011). Im Vergleich zu anderen Gefäßkathetersystemen wird die Infektionshäufigkeit von Ports insbesondere bei Langzeitanwendung jedoch als niedriger eingestuft (Maki et al. 2006).

Wenn Fremdmaterial, wie z. B. ein Katheter, in das Gefäßsystem eingebracht wird, wird es in Sekundenschnelle mit einer Fibrinschicht belegt. Nach mikrobieller Kontamination kann es zur Ausbildung von Biofilmen an der Katheterwand kommen, die die Wirkung eingesetzter Antibiotika stark beeinträchtigen. Nahezu alle für die Gefäßkatheter relevanten Erreger sind zur Ausbildung eines Biofilms in der Lage (Donlan 2001). Die Kontamination des Ports muss also unbedingt durch geeignete Hygienemaßnahmen minimiert werden.

Tab. 3.1 Überblick über die in klinischen Einrichtungen gebräuchlichen Desinfektionsmittel

Anwendung	Indikationen	Produkte	Verwendungsweise
Hygienische Händedesinfektion	Fünf WHO-Indikationen, vor und nach Verwendung von Handschuhen, vor Betreten einer Station oder Abteilung Standardpräparat	Sterillium® classic pure Skinman® clear	Die Hände vollständig mit 3–5 ml (2 Hub) Desinfektionsmittel benetzen und bis zur Trocknung verreiben. Insbesondere auf Fingerkuppen und Daumen achten (EWZ 30 s)
	Fünf WHO-Indikationen, vor und nach Verwendung von Handschuhen, vor Betreten einer Station oder Abteilung Unbehüllte Viren z. B. Noro-, Adenoviren, Ausbrüche	desderman® pure Sterillium® virugard Softa-Man® acute	Die Hände vollständig mit 3–5 ml (2 Hub) Desinfektionsmittel benetzen und bis zur Trocknung verreiben. Insbesondere auf Fingerkuppen und Daumen achten (EWZ 30–60 s)
Hautdesinfektion	Vor Injektionen und Punktionen	Cutasept® Softasept® Kodan® Poly-Alcohol Haut®	Sprühen, wischen, sprühen (EWZ 30 s)
	Vor invasiven Eingriffen mit besonderer Infektionsgefährdung (z. B. vor Anlage von Gefäßkathetern, Portpunktion, Gelenkpunktionen)	Octeniderm® Skinsept® Braunoderm®	2-mal sprühen und steril abwischen, erneut sprühen und einwirken lassen (EWZ 2–10 min nach Herstellerangaben)
Flächendesinfektion	Vor und nach Gebrauch, insbesondere vor aseptischen Tätigkeiten, nach Kontamination, bei Patientenwechsel und in regelmäßigen Abständen	Incidin® Plus Bacillol® AF	Wischdesinfektion mit Handschuhen zum Eigenschutz

EWZ Einwirkzeit

Mögliche Infektionswege von Ports sind:

- die Implantation
- die Blutbahn (hämatogen)
- der Umgang mit dem Port (Hautflora)

3.2.1 Implantation

Wird die Portanlage von einem erfahrenen Implanteur unter Beachtung der Standardhygiene im OP durchgeführt, ist die Infektionsrate gering. In einer Studie an über 2270 Portpatienten traten als Frühkomplikation Infektionen bei ca. 1,5 % der Ports innerhalb von $\leq$30 Tagen nach Implantation auf gegenüber ca. 3 % nach >30 Tagen (Busch et al. 2017).

3.2.2 Blutbahn (hämatogen)

Erreger, die im Gefäßsystem transitorisch zirkulieren, können am Port adhärieren und zu einer hämatogenen Portinfektion führen (Lebeaux et al. 2014). Dieser Anteil ist gering und kann kaum durch Hygienemaßnahmen beeinflusst werden (Anaissie et al. 1995).

3.2.3 Umgang mit dem Port (Hautflora)

Am häufigsten kommt es bei Gefäßkatheterinfektionen zum Erregereintritt von außen entlang extra- und intraluminaler Routen. Die Hautflora des Patienten und des Personals kann durch Keimverschleppung, z. B. bei Missachtung von Hygieneregeln, in den Hub einbracht werden und zu intraportaler bzw. intraluminaler Kolonisation führen. Dies kann sich klinisch als intermittierende Bakteriämie mit erhöhter Temperatur nach Benutzung des Ports oder auch als Sepsis manifestieren. Hautkeime können aber auch, z. B. durch Kapillarwirkung, elektrostatische Kräfte, Diffusion oder beim Anstechen des Ports nach unzureichender Hautdesinfektion, durch die Perforationsstelle der Haut transportiert werden und das Portäußere besiedeln, was je nach Tiefe zu einer „Pocket Infection" oder „Exit Site Infection" führt, die stets eine Portexplantation erforderlich machen (Eggimann und Pittet 2002; Mermel 2011).

Erreger
Häufigste Erreger von Portinfektionen sind *S. epidermidis, S. aureus, Candidae spp.* und zunehmend auch gramnegative Bakterien (Tab. 3.2) (Lebeaux et al., 2014).

Hautdesinfektion
Die Verwendung eines alkoholbasierten Hautdesinfektionsmittels mit Octenidin- oder Chlorhexidin-Zusatz zur ZVK-Anlage wird vom RKI empfohlen (Kategorie IB, II). Die Anlage einer Portnadel kann, wie die ZVK-Anlage, zu einer lang dauernden Unterbrechung der Hautbarriere durch ein Kathetersystem führen. Deshalb sollte auch hier ein remanent wirksames Hautdesinfektionsmittel verwendet werden. Ein Chlorhexidin-Zusatz ist dabei in einer Studie einem PVP-Jod-Zusatz bei

Tab. 3.2 Mikroorganismen ($n = 103$) isoliert aus 97 portbedingten Infektionen. (Mod. nach (Lebeaux et al. 2014)

Erreger	$n\,(\%)$
Grampositive Bakterien	59 (57)
Koagulase-negative Staphylokokken	30 (29)
Staphylococcus aureus	26 (25)
Enterococcus faecalis	1 (1)
Streptococcus pneumoniae	2 (2)
Gramnegative Bakterien	42 (41)
Pseudomonas aeruginosa	9 (9)
Escherichia coli	9 (9)
Klebsiella spp.	7 (7)
Enterobacter cloacae	8 (8)
Acinetobacter baumannii	3 (3)
Serratia marcescens	3 (3)
Pantoea spp.	1 (1)
Aeromonas spp.	1 (1)
Proteus mirabilis	1 (1)
Sprosspilze	2 (2)

grampositiven Erregern überlegen, die Gesamtzahl der portassoziierten Infektionen konnte jedoch nicht signifikant gesenkt werden (Kao et al. 2014).

Das RKI macht keine Aussagen darüber, ob alleiniges Aufsprühen und Abwarten der Einwirkzeit ausreicht oder ob zu Beginn Schmutz, Schweiß und Hautfett durch Sprühen und Abwischen mit einem sterilen Tupfer entfernt werden sollen (RKI 2011). Am Portzentrum des Universitätsklinikum Heidelberg ist die Entscheidung für letztere Vorgehensweise gefallen, da diese nur einen Mehraufwand von wenigen Sekunden bedeutet.

Blockung des Ports

Wird das Portsystem mit einer Substanz gefüllt, die bis zur nächsten Anwendung im Portkatheter verbleiben soll, spricht man von einem Block. Blockungen werden zur Infektions- und Thromboseprävention und als Therapieoption eingesetzt. In einer umfassenden Metaanalyse von Goossens wurden die präventiv eingesetzten Substanzen zur Blockung von Gefäßkathetern mit NaCl 0,9 % verglichen. Die Kochsalz-Blockung war dabei der Heparin-Blockung nicht unterlegen. Ethanol und Antibiotikalösungen sollten nur nach Abwägung und unter Beachtung der jeweiligen Nebenwirkungen eingesetzt werden (Goossens 2015). Ein Taurolidin-Block konnte die katheterbedingte Infektionsrate in einer Metaanalyse mit geringen Fallzahlen senken, während die Thromboserate nicht beeinflusst wurde (Liu et al. 2013).

Nadelwechsel
Zur Frequenz des Nadelwechsels gibt es keine ausreichende Evidenz (Kategorie III) (RKI 2017). Am Portzentrum des Universitätsklinikum Heidelberg hat sich bewährt, den Nadelwechsel alle 5 Tage anzusetzen, da so auch bei Verzögerungen sichergestellt wird, dass eine Liegedauer von 7 Tagen keinesfalls überschritten wird.

Personelle Bedingungen
In mehreren Studien wurde belegt, dass die personelle Ausstattung und die Qualifikation der ausführenden Person einen deutlichen Einfluss auf die Infektionsraten für Gefäßkatheter haben (Needleman et al. 2002; Safdar et al. 2002). Die Häufigkeit der Bedienung des Ports korreliert mit der Wahrscheinlichkeit für eine Infektion (Lebeaux et al. 2014). Deshalb sollten Fehlversuche beim Anstechen des Ports z. B. durch Schulungsmaßnahmen mit Übungen am Modell reduziert werden. Eine nichtsterile Infusionslösung kann in seltenen Fällen ebenfalls zu einer Infektion des Portsystems führen.

> **Praxistipp** Die Etablierung eines verbindlichen Standards im Umgang mit Portsystemen sowie Schulungen und Trainings für alle ausführenden Mitarbeiter haben sich in der Praxis bewährt und sind unbedingt zu empfehlen.

3.3 Empfehlungen des RKI

Die folgenden Empfehlungen der Kommission für Krankenhaushygiene und Infektionsprävention des Robert Koch-Instituts wurden von der Deutschen Gesellschaft für Hämatologie und Medizinische Onkologie e. V. zusammengefasst (Uhrig 2015). Die Empfehlungsgrade des Robert Koch-Instituts werden in Tab. 3.3 erläutert.

Tab. 3.3 Empfehlungsgrade der Kommission für Krankenhaushygiene und Infektionsprävention des Robert Koch-Instituts (RKI 2017)

Kategorie	Definition
IA	Diese Empfehlung basiert auf gut konzipierten systematischen Reviews oder einzelnen hochwertigen randomisierten kontrollierten Studien
IB	Diese Empfehlung basiert auf klinischen oder hochwertigen epidemiologischen Studien und strengen, plausiblen und nachvollziehbaren theoretischen Ableitungen
II	Diese Empfehlung basiert auf hinweisenden Studien/Untersuchungen und strengen, plausiblen und nachvollziehbaren theoretischen Ableitungen
III	Maßnahmen, über deren Wirksamkeit nur unzureichende oder widersprüchliche Hinweise vorliegen, deshalb ist eine Empfehlung nicht möglich
IV	Anforderungen, Maßnahmen und Verfahrensweisen, die durch allgemein geltende Rechtsvorschriften zu beachten sind

- Schulungsprogramm für Pflegekräfte und Ärzte auf Basis einer schriftlichen Pflegeanleitung (IB)
- Implantationen von Portsystemen unter aseptischen Bedingungen im OP oder Eingriffsraum (IB)
- Hygienische Händedesinfektion vor oder nach Verbandwechsel (IB)
- Desinfektion der Einstichstelle mit Hautdesinfektionsmittel unter Beachtung der Einwirkzeit (IB)
- Verbandwechsel mittels Non-Touch-Technik oder mit sterilen Handschuhen (IB)
- Ggf. Reinigung der Insertionsstelle mit steriler NaCl-Lösung 0,9 % und sterilem Tupfer (IB)
- Applikation von Antiseptika – bevorzugt alkoholische Hautdesinfektionsmittel – auf die Insertionsstelle bei Verbandwechsel (II)
- Keine Verwendung von Salben oder Gels bei Transparentverbänden (IB)
- Nicht angestochene Portkatheter brauchen keinen Verband (IB)
- Die Punktionsstelle ist großflächig unter Beachtung der vorgeschriebenen Einwirkzeit des Desinfektionsmittels zu desinfizieren (IB)
- Für die Punktion, bei der eine Palpation und Fixierung der Portkammer zwischen den palpierenden Fingern erfolgt, müssen sterile Handschuhe getragen werden (IB)
- Es dürfen nur geeignete Spezialkanülen verwendet werden (IB)
- Aseptisches Konnektieren des Infusionssystems (IB)
- Keine Empfehlung zur maximalen Liegedauer von Portnadeln (III)
- Nicht beherrschbare Komplikationen erfordern die Entfernung der Portsystems. Umgehende Entfernung des Portsystems bei Beschädigung oder Dislokation (IB)

3.4 Umgang mit dem Portsystem

Das in diesem Kapitel beschriebene Vorgehen im Umgang mit dem Portsystem ist am Portzentrum des Universitätsklinikum Heidelberg in Zusammenarbeit mit der Sektion für Krankenhaus- und Umwelthygiene entwickelt worden und hat sich als verbindlicher Standard in der Praxis bewährt. Der hygienische Umgang mit dem Portsystem wurde videotechnisch von den Autoren umgesetzt (http://blue-wing-pictures.com/hygiene-tutorial/).

Überwachung des Portkatheters
- Dokumentation der Lage
- Sichere Fixierung der Portnadel
- Tägliche Inspektion der Lage der Portnadel, der Portumgebung und des Verbandes. Eine Palpation ist bei transparenten Verbänden nicht nötig sollte unterbleiben
- Bei Nichtverwendung Spülung des Ports alle 3 Monate ausschließlich mit mindestens 10 ml NaCl 0,9 % in Push-and-Go-Technik

Verbandwechsel des Portkatheters

- Transparente Folienverbände können bis zum Nadelwechsel (maximal 7 Tage) belassen werden, sofern keine Infektionszeichen auftreten. Bei Durchfeuchtung, Verschmutzung oder Lockerung Verbandwechsel durchführen
- Der Verbandwechsel ist mittels Non-Touch-Technik oder mit sterilen Handschuhen durchzuführen
- Unnötige Palpationen/Manipulationen vermeiden
- Sichere Nachfixierung des Infusionssystems gewährleisten

Punktion des Portkatheters

- Material:

  - Händedesinfektionsmittel
  - Hautdesinfektionsmittel (mit Octenidin- oder Chlorhexidin-Zusatz)
  - Flächendesinfektionsmittel
  - steriles Tuch
  - Mundschutz
  - unsterile Handschuhe
  - sterile Handschuhe
  - 4 Packungen sterile Kompressen
  - 2 Spritzen à 10 ml NaCl 0,9 %, steril verpackt
  - Portnadel (patientenindividuell, Empfehlung siehe Portausweis oder letzte Patientendokumentation)
  - sterile Verschlusskappe
  - Abwurfbehälter
  - transparenter Folienverband und Pflaster zur Fixierung
  - Ablage

> **Praxistipp** Zur Hautdesinfektion bei der Portpunktion ist unbedingt ein alkoholbasiertes Hautdesinfektionsmittel mit remanentem Zusatz zu verwenden.

- Hygienische Händedesinfektion
- Begrüßung und Befragung des Patienten. Lagerung und Entkleidung des Patienten zur Vorbereitung der Punktion
- Hygienische Händedesinfektion
- Mundschutz und unsterile Handschuhe anziehen
- Ertasten der Portkammer und Beurteilung der Einstichstelle
- Ablage mit einem Flächendesinfektionsmittel wischdesinfizieren
- Steriles Tuch auf der Ablage ausbreiten und Material steril auf das Tuch fallen lassen. Desinfektionsmittel, sterile Kompressen und Pflaster daneben bereitstellen
- Desinfektion des Punktionsbereichs mit einem Hautdesinfektionsmittel

- Jeweils 2-mal den Punktionsbereich großflächig desinfizieren und steril abwischen
- Erneute Desinfektion des Punktionsbereichs und einwirken lassen
- Während der Einwirkzeit unsterile Handschuhe ausziehen, hygienische Händedesinfektion und sterile Handschuhe anziehen
- Entlüften des 3-Wege-Hahns mit NaCl 0,9 %
- Konnektion des 3-Wege-Hahns mit der Portnadel und Entlüften des gesamten Schlauchsystems mit NaCl 0,9 %
- Nadelschutz entfernen
- Ertasten der Portkammer und Fixieren des Ports mit zwei Fingern
- Patient in die entgegengesetzte Richtung blicken lassen
- Portnadel sicher festhalten und senkrecht zur Membran des Port bis zum Nadelstopp punktieren
- Klemme der Portnadel öffnen
- Aspirationsversuch, wenn nicht möglich, nur mit 10 ml NaCl 0,9 % vorsichtig ohne Widerstand spülen
- Vorsichtig spülen mit mindestens 20 ml NaCl 0,9 % in Push-and-Go-Technik
- Umlegen des 3-Wege-Hahns, Entfernung der Spritze und Aufsetzen der Verschlusskappe, ohne die zu konnektierenden Stellen zu berühren (Non-Touch-Technik)
- Aufkleben der Portnadel auf die Haut (bei klebenden Portnadeln) und Abdichtung mit transparenter Folie
- Zur Fixierung der Verlängerung des 3-Wege-Hahns o. Ä. werden Pflasterstreifen in ausreichendem Abstand zur Punktionsstelle aufgeklebt

Verabreichen von Infusionen
- Hygienische Händedesinfektion
- Unsterile Handschuhe anziehen
- Sterile Kompresse unterlegen, um den Kontakt der Konnektionsstelle mit der Haut zu vermeiden
- Verschlusskappe des 3-Wege-Hahns mit einem Hautdesinfektionsmittel desinfizieren
- Verschlusskappe entfernen und in den Konus hineinsprühen
- Einwirken lassen und Alkoholreste über der sterilen Kompresse ausschütteln
- Konnektion mit dem Infusionssystem in Non-Touch-Technik und Umlegen des 3-Wege-Hahns

Diskonnektionen sind auf ein absolutes Minimum zu reduzieren. Nach jeder Diskonnektion ist eine neue sterile Verschlusskappe anzubringen. Werden mehrere therapeutische Substanzen verabreicht, ist mit 10 ml NaCl 0,9 % zwischenzuspülen. Nach Infusionsende immer mit mindestens 20 ml NaCl 0,9 % spülen.

Blutentnahme/Bluttransfusion (nur nach Risikoabwägung)
Blutentnahmen und Bluttransfusionen aus Gefäßkathetern sind zu vermeiden. Falls nach Risikoabwägung dennoch eine Blutentnahme oder Transfusion über den Port durchgeführt werden soll, empfiehlt sich folgendes Vorgehen:

- Verwenden einer 19-Gauge-Portnadel
- Hygienische Händedesinfektion
- Unsterile Handschuhe anziehen
- Sterile Kompresse unterlegen, um den Kontakt des Katheterhubs mit der Haut zu vermeiden
- Verschlusskappe des 3-Wege-Hahns mit einem Hautdesinfektionsmittel desinfizieren und öffnen
- Mindestens 10 ml Blut aspirieren und verwerfen
- Nach Blutentnahme oder Transfusion mit mindestens 20 ml (optimal sind 50 ml) NaCl 0,9 % spülen

Entfernung der Portnadel
- Hygienische Händedesinfektion
- Spülen des Ports mit 10 ml NaCl 0,9 %
- Unsterile Handschuhe anziehen
- Fixierung des Ports mit zwei Fingern, Greifen der Portnadel und Ziehen
- Portnadel sicher in vorgesehenen Abwurf entsorgen
- Hautdesinfektion
- Während der Einwirkzeit Handschuhe ausziehen und hygienische Händedesinfektion
- Versorgung der Einstichstelle mit sterilem Wundpflaster

Dokumentation
Die durchführende Person dokumentiert in Patientenakte und Portpass

- die Lage, Größe der Portnadel und das Anlagedatum der Portnadel
- die Rückläufigkeit des Ports
- die Pflege der Ports
- die Besonderheiten und Komplikationen
- das Entfernen der Portnadel
- die Spülung des Ports bei Nichtverwendung

3.5 Evidenz/Infektionsmanagement

Zu weiterer Evidenz und zum Infektionsmanagement wird auf Kap. 13 verwiesen.

Fazit

Die Infektion ist die häufigste Komplikation eines Portsystems und kann für den Patienten neben Antibiotikaeinnahme und Portexplantation auch

Intensivpflichtigkeit bedeuten und lebensbedrohlich sein. Dies verdeutlicht den hohen Stellenwert der Hygiene im Umgang mit dem Port. Eine Desinfektion kann nur in Verbindung mit allen anderen geeigneten Hygienemaßnahmen zum Erfolg führen. Deshalb sind die Etablierung eines verbindlichen Standards im Umgang mit Portsystemen sowie Schulungen für alle ausführenden Mitarbeiter notwendig, um den Teil der Portinfektionen, der durch geeignete Hygienemaßnahmen vermeidbar wäre, zu minimieren. Dies erfordert eine gute Zusammenarbeit aller beteiligten Berufsgruppen sowie das Einbeziehen des Patienten und ggf. der Angehörigen, damit alle zur Infektionsprävention beitragen und Verantwortung übernehmen können.

Literatur

Anaissie E, Samonis G, Kontoyiannis D, Costerton J, Sabharwal U, Bodey G, Raad I (1995) Role of catheter colonization and infrequent hematogenous seeding in catheter-related infections. Eur J Clin Microbiol Infect Dis 14(2):134–137. https://doi.org/10.1007/bf02111873

Busch JD, Vens M, Mahler C, Herrmann J, Adam G, Ittrich H (2017) Complication rates observed in silicone and polyurethane catheters of totally implanted central venous access devices implanted in the upper arm. J Vasc Interv Radiol 28(8):1177–1183. https://doi.org/10.1016/j.jvir.2017.04.024

Donlan RM (2001) Biofilms and device-associated infections. Emerg Infect Dis 7(2):277

Eggimann P, Pittet D (2002) Overview of catheter-related infections with special emphasis on prevention based on educational programs. Clin Microbiol Infect 8(5):295–309. https://doi.org/10.1046/j.1469-0691.2002.00467.x

Fischer L, Knebel P, Schroder S, Bruckner T, Diener MK, Hennes R, Seiler CM (2008) Reasons for explantation of totally implantable access ports: a multivariate analysis of 385 consecutive patients. Ann Surg Oncol 15(4):1124–1129. https://doi.org/10.1245/s10434-007-9783-z

Goossens GA (2015) Flushing and locking of venous catheters: available evidence and evidence deficit. Nurs Res Pract 2015:985686. https://doi.org/10.1155/2015/985686

Kao H-F, Chen I-C, Hsu C, Chang S-Y, Chien S-F, Chen Y-C, Yeh K-H (2014) Chlorhexidine for the prevention of bloodstream infection associated with totally implantable venous ports in patients with solid cancers. Support Care Cancer 22(5):1189–1197. https://doi.org/10.1007/s00520-013-2071-5

Lebeaux D, Fernandez-Hidalgo N, Chauhan A, Lee S, Ghigo JM, Almirante B, Beloin C (2014) Management of infections related to totally implantable venous-access ports: challenges and perspectives. Lancet Infect Dis 14(2):146–159. https://doi.org/10.1016/s1473-3099(13)70266-4

Liu Y, Zhang AQ, Cao L, Xia HT, Ma JJ (2013) Taurolidine lock solutions for the prevention of catheter-related bloodstream infections: a systematic review and meta-analysis of randomized controlled trials. PLoS ONE 8(11):e79417. https://doi.org/10.1371/journal.pone.0079417

Maki DG, Kluger DM, Crnich CJ (2006) The risk of bloodstream infection in adults with different intravascular devices: a systematic review of 200 published prospective studies. Mayo Clin Proc 81(9):1159–1171. https://doi.org/10.4065/81.9.1159

Mermel LA (2011) What is the predominant source of intravascular catheter infections? Clin Infect Dis 52(2):211–212. https://doi.org/10.1093/cid/ciq108

Narducci F, Jean-Laurent M, Boulanger L, El Bedoui S, Mallet Y, Houpeau JL, Fournier C (2011) Totally implantable venous access port systems and risk factors for complications: a one-year prospective study in a cancer centre. Eur J Surg Oncol 37(10):913–918. https://doi.org/10.1016/j.ejso.2011.06.016

Needleman J, Buerhaus P, Mattke S, Stewart M, Zelevinsky K (2002) Nurse-staffing levels and the quality of care in hospitals. N Engl J Med 346(22):1715–1722. https://doi.org/10.1056/nejmsa012247

RKI (2011) Anforderungen an die Hygiene bei Punktionen und Injektionen. Bundesgesundheitsbl 54:1135–1144. https://doi.org/10.1007/s00103-011-1352-8

RKI (2016) Händehygiene in Einrichtungen des Gesundheitswesens. Bundesgesundheitsbl 59(9):1189–1220. https://doi.org/10.1007/s00103-016-2416-6

RKI (2017) Prävention von Infektionen, die von Gefäßkathetern ausgehen: Teil 1 – Nicht-getunnelte zentralvenöse Katheter Empfehlung der Kommission für Krankenhaushygiene und Infektionsprävention (KRINKO) beim Robert Koch-Institut. Bundesgesundheitsbl 60(2):171–206. https://doi.org/10.1007/s00103-016-2487-4

Safdar N, Kluger DM, Maki DG (2002) A review of risk factors for catheter-related bloodstream infection caused by percutaneously inserted, noncuffed central venous catheters: implications for preventive strategies. Medicine (Baltimore) 81(6):466–479

Teichgraber UK, Pfitzmann R, Hofmann HA (2011) Central venous port systems as an integral part of chemotherapy. Dtsch Arztebl Int 108(9):147–153, quiz 154. https://doi.org/10.3238/arztebl.2011.0147

Uhrig M (2015) Portkatheter. Deutsche Gesellschaft für Hämatologie und Medizinische Onkologie e. V. https://www.onkopedia.com/de/onkopedia-p/guidelines/portkatheter/@@view/pdf/index.pdf

Rechtliche Aspekte bei der Durchführung der Portpunktion durch Pflegekräfte – Delegation ärztlicher Tätigkeit

Katja Maier

Inhaltsverzeichnis

Spezifische rechtliche Regelungen zur Durchführung von Portpunktionen durch Pflegekräfte gibt es nicht. Die allgemeine Rechtslage zur Delegation ärztlicher Tätigkeiten an die Pflege ist gegenwärtig unklar und nicht abschließend geregelt. Eine einheitliche Umsetzung der Übertragung von bestimmten ärztlichen Tätigkeiten soll derzeit durch die Heilkundeübertragungsrichtlinie[1] (HÜR) im Rahmen von Modellvorhaben erprobt werden.

---

[1] „Richtlinie über die Festlegung ärztlicher Tätigkeiten zur Übertragung auf Berufsangehörige der Alten- und Krankenpflege zur selbständigen Ausübung von Heilkunde im Rahmen von Modellvorhaben nach § 63 Abs. 3 c SGB".

K. Maier (✉)
Universitätsklinikum Heidelberg, Heidelberg, Deutschland
E-Mail: katja.maier@med.uni-heidelberg.de

© Springer-Verlag GmbH Deutschland, ein Teil von Springer Nature 2020
R. Hennes und G. Müller (Hrsg.), *Portpflege,*
https://doi.org/10.1007/978-3-662-60483-0_4

4.1 Höchstpersönliche Leistungserbringung und Delegation

Der Arzt muss keinesfalls jede Leistung höchstpersönlich erbringen, wie dies dem Grundsatz der persönlichen Leistungserbringung nach festgelegt ist. Ärztliche Leistungen können an nichtärztliches Personal übertragen werden, zumindest wird dies gesetzgeberisch gebilligt. Das gilt auch für die Durchführung von Portpunktionen durch ausgebildete Pflegekräfte. Die Voraussetzungen der Delegation ärztlicher Leistungen an Pflegepersonal sind jedoch durch das alte Verständnis der persönlichen Leistungserbringung des Arztes entscheidend geprägt. Die Verantwortlichkeit des Arztes für die Durchführung der ärztlichen Leistung und die lediglich unterstützende Hilfestellung der Pflegekräfte bildet das gängige Verhältnis zwischen beiden Berufsgruppen ab.

Gesetzliche Grundlagen zur persönlichen Erbringung der ärztlichen Leistung gibt es zahlreiche. Sie sind im Vertragsrecht über Dienstleistungen (§ 613 Bürgerliches Gesetzbuch – BGB), im Sozialgesetzbuch V (§ 15 Abs. 1 S. 1 SGB V), im Berufsrecht (§ 19 Abs. 1 S. 1 Musterberufsordnung- Ä – MBO-Ä), Vertragsarztrecht (§ 32 Abs. 1 S. 1 Zulassungsordnung für Vertragsärzte, § 15 Abs. 1 S. 1 Bundesmantelvertrag-Ärzte) sowie in abrechnungs- und vergütungsrechtlichen Vorschriften ärztlicher Leistungen (§ 4 Abs. 2 Gebührenordnung für Ärzte, § 17 Abs. 1 Krankenhausentgeltgesetz) zu finden.

Von dieser Struktur geprägt, ist die Durchführung von ärztlichen Aufgaben durch ausgebildetes und gegebenenfalls zusätzlich geschultes Pflegepersonal nach entwickelter Rechtsprechung zulässig. Vorausgesetzt der Arzt hat die Tätigkeit angeordnet, die Qualität der Leistung stichprobenartig überprüft und befindet sich in Rufweite, sodass eine Überwachung möglich bleibt.[2] Darüber hinaus ist die Dokumentation der Anordnung zu Beweis- und Kontrollzwecken erforderlich (§ 10 MBO-Ä und § 630h Abs. 3 BGB). Die Einschätzung, ob das nichtärztliche Personal hinreichend qualifiziert ist (subjektive Voraussetzung), obliegt dem Arzt. Maßgeblich ist hierbei das tatsächliche Know-how des Mitarbeiters. Für die Portpunktion durch Pflegepersonal ist nach der Bundesärztekammer die Medikamentengabe oder Infusion über einen Port, je nach zu verabreichendem Medikament und der Qualifikation der Pflegekraft, delegierbar; die intravenöse Erstgabe eines Medikaments hingegen nicht.[3]

Welche Tätigkeiten unter diesen Voraussetzungen delegiert werden können, ist durch den Gesetzgeber nicht eindeutig festgelegt oder definiert. Es gibt lediglich einen Kernbereich ärztlicher Tätigkeiten, der nicht übertragbar und alleine

---

[2]Richtlinien der Bundesärztekammer zu „Möglichkeiten und Grenzen der Delegation ärztlicher Leistung" über www.bundesaerztekammer.de, Stand: 29.08.2008; Katzenmeier in: Laufs/Katzenmeier/Lipp, Arztrecht, 7. Auflage, 2015, X. Arztfehler und Haftpflicht, Rn. 57.

[3]Richtlinien der Bundesärztekammer zu „Möglichkeiten und Grenzen der Delegation ärztlicher Leistung" über www.bundesaerztekammer.de, Stand: 29.08.2008.

dem Arzt vorbehalten ist. Nach der Bundesärztekammer sind hiervon die „Anamnese, Indikationsstellung, Untersuchung des Patienten einschließlich invasiver und diagnostischer Leistungen, Stellen der Diagnose, Aufklärung und Beratung des Patienten, Entscheidung über die Therapie und Durchführung invasiver Therapien einschließlich der Kernleistungen operativer Eingriffe"[4] umfasst. Tätigkeiten sind auch dann von dem Arzt höchstpersönlich zu erbringen, wenn ihre „Schwierigkeit, Gefährlichkeit oder Unvorhersehbarkeit"[5] die Fachkenntnis des Arztes erfordert. Je höher der Arzt das Gesundheitsrisiko für den Patienten daher einschätzt (objektive Voraussetzung), desto mehr liegt die Tätigkeit im ärztlichen Verantwortungsbereich. Der Arzt muss somit immer eine Einzelfallabwägung vornehmen. Für die Portpunktion durch Pflegepersonal ist nach der Bundesärztekammer die Medikamentengabe oder Infusion über einen Port, je nach zu verabreichendem Medikament und der Qualifikation der Pflegekraft, delegierbar; die intravenöse Erstgabe eines Medikaments hingegen nicht.

Als rechtliche Konsequenz wird das Krankenhaus aus dem Behandlungsvertrag mit dem Patienten als Leistungserbringer in die vertragliche Haftung genommen (§§ 630a ff. BGB i. V. m. §§ 280 Abs. 1, 278 BGB) und kann intern den Arzt bzw. die Pflegekraft in Regress nehmen. Aufgrund der Arbeitgeberfürsorgepflicht und einer bestehenden Haftpflichtversicherung der Einrichtung entfällt ein solches Vorgehen in der Regel. Die deliktische Haftung auf Schadensersatz und Schmerzensgeld kann darüber hinaus den Arzt treffen, wenn die delegierte Tätigkeit nachweisbar fehlerhaft ausgeführt oder eine Aufgabe delegiert wurde, die dem Arztvorbehalt unterliegt (§ 823 Abs. 1 BGB i. V. m. § 831 BGB). Eine Haftung scheidet aus, wenn der Arzt nachweisen kann, dass die Pflegekraft sorgfältig ausgewählt und überwacht wurde. Da die Vorschrift den Handelnden persönlich trifft, kann die Pflegekraft daneben für eine eigene Pflichtverletzung verantwortlich gemacht werden (§ 823 Abs. 1 BGB). Wird dem Arzt eine Verletzung seiner Pflichten bei der Delegation nachgewiesen, kann eine Strafbarkeit wegen Körperverletzung, Tötungsdelikt, unterlassener Hilfeleistung oder Abrechnungsbetrug hinzukommen.

4.2 Problempunkte der aktuellen Rechtslage

Die Grenzen delegierbarer Tätigkeiten sind demnach schwer abzustecken und führen regelmäßig zu Einzelfallentscheidungen der Gerichte. Diese lassen sich nicht auf jeden Fall transferieren und bringen keine ausreichende Rechtssicherheit. Vielmehr ruft die derzeitige Rechtslage schwierige Abgrenzungsfragen von Pflege und Ärzteschaft hervor. Unklarheiten bestehen mangels gesetzgeberischer Vorgaben

---

[4]Richtlinien der Bundesärztekammer zu „Möglichkeiten und Grenzen der Delegation ärztlicher Leistung" über www.bundesaerztekammer.de, Stand: 29.08.2008.

[5]OLG Dresden, Urteil vom 24.07.2008 – Aktenzeichen 4 U 1857/07, BeckRS 2008, 17814, beck-online.

ebenso bei der Portpunktion zu der Frage, bei welchem Medikament die Gabe an qualifiziertes pflegerisches Personal delegierbar ist. Folgende weitere Problemfelder bestehen bei der Delegation an nichtärztliches Personal:

Einwilligung des Patienten

Die Reichweite der Einwilligung findet sich im abgeschlossenen Behandlungsvertrag. Sie erstreckt sich in der Regel auf die Behandlung durch ausschließlich qualifiziertes Personal. Delegiert der Arzt die Tätigkeit an nicht qualifizierte Pflegekräfte bzw. überträgt eine nicht delegierbare Aufgabe, fehlt es an der Einwilligung des Patienten in die Behandlung. Dies kann mangels rechtfertigender Einwilligung des Patienten zu einer Strafbarkeit des Arztes bzw. Pflegekraft wegen Körperverletzung führen.

Abrechenbarkeit der Leistung

Erbringt der Arzt eine ärztliche Leistung im Rahmen von Wahlarztvereinbarungen nicht höchstpersönlich, kann dies zu Abrechnungsproblemen (§ 4 Abs. 2 GoÄ und § 17 Abs. 1 KHEntG) sowie zu einem strafrechtlichen Verfahren wegen Abrechnungsbetrug (§ 263 StGB) führen. Der Arzt kann eine Leistung zwar an nichtärztliches Personal delegieren, wenn die Tätigkeit unter seiner Aufsicht nach fachlicher Weisung erbracht wird (§ 4 Abs. 2 GoÄ); es muss aber mehr als nur eine sorgfältige Auswahl und Überwachung durch den Wahlarzt stattfinden.[6] Nach der Rechtsprechung ist ein sogenanntes „persönliches Gepräge"[7] erforderlich. Die Steuerung der Behandlung muss demnach dem Arzt obliegen. Dem Patientenwillen und der Sicherheit des Patienten ist es dagegen geschuldet, dass Leistungen eines nichtärztlichen Mitarbeiters teilweise als nicht abrechnungsfähige Wahlarztleistung angesehen werden.[8]

Effizienz

Die parallele Zuständigkeit von Ärzten und Pflege durch unzulänglich abgegrenzte Verantwortungsbereiche fördert ineffiziente Arbeitsstrukturen und verbraucht unnötig Ressourcen. Eine Arbeitsentlastung des Arztes kann durch die durchgehenden Überwachungspflichten so nicht herbeigeführt werden.

---

[6]Spickhoff, Seibl: Die Erstattung ärztlicher Leistung bei Delegation an nichtärztliches Personal, NZS (2008, S. 59).

[7]OLG Celle, Urteil vom 15.06.2015 – Aktenzeichen 1 U 98/14, BeckRS 2015, 12522, beck-online.

[8]So zumindest Spickhoff, Seibl: Die Erstattung ärztlicher Leistung bei Delegation an nichtärztliches Personal, NZS (2008, S. 60).

4.3   Spezialisierung der Pflege

Um die Abgrenzungsschwierigkeiten zu lösen und den modernen Strukturen gerecht zu werden, muss das Konstrukt der persönlichen Leistungserbringung durch den Arzt weiterentwickelt werden. Es bedarf eigenverantwortlicher Zuständigkeitsbereiche des nichtärztlichen Personals, die zu einer klaren Verantwortungsabgrenzung führen und die Zusammenarbeit erleichtern. Die Spezialisierung der Pflegekräfte durch Zusatzqualifikationen kann eine klare Verteilung ermöglichen und Unsicherheiten lösen.

Nicht nur die zunehmende Komplexität der medizinischen Behandlungen fordert die Spezialisierung und Weiterbildung von Pflegekräften; auch dem sogenannten „Pflegenotstand" könnte durch Zusatzqualifikationen von Pflegekräften entgegengewirkt werden. Eine Entlastung der Ärzte ist nur ein positiver Effekt, wenn qualifiziertes nichtärztliches Personal eigenverantwortlich und selbständig übertragene Tätigkeiten durchführt. Durch spezifische Weiterbildungen von Pflegekräften und der Entstehung neuer Berufsfelder können Anreize geschaffen werden, den Pflegeberuf zu ergreifen. Eine sinnvolle Arbeitsteilung und erleichterte Abläufe können eine höhere Arbeitszufriedenheit und Optimierung von Arbeitsprozessen bewirken. Des Weiteren führt eine steigende Spezialisierung zu einer erhöhten Arbeitsplatzsicherheit im Pflegebereich.[9]

4.4   Ansatz zur Strukturierung – Die Heilkundeübertragungsrichtlinie

Die HÜR ist ein Versuch, unter anderen modernen Ansätzen (Case Management) eine Neuverteilung traditioneller Rollenverhältnisse anzustreben und rechtlich Klarheit zu schaffen. Sie legt fest, welche heilkundlichen Tätigkeiten auf Kranken- und Altenpfleger übertragen werden können und welche ergänzenden Qualifikationen eine Pflegekraft aufweisen muss, damit ihr eine heilkundliche Tätigkeit zur eigenständigen Ausübung übertragen werden darf. Schon im Jahr 2008 wurde der Gemeinsame Bundesausschuss (G-BA) von der Legislative beauftragt, im Rahmen des Pflege-Weiterentwicklungsgesetzes eine Richtlinie zur Übertragung ärztlicher Tätigkeiten auf Alten- und Krankenpfleger zu beschließen. Die HÜR wurde sodann am 20.10.2011 durch den G-BA beschlossen und trat am 22. März 2012 in Kraft. Hiermit hat der G-BA die Basis zur Erprobung von Übertragungen ärztlicher Tätigkeiten innerhalb sogenannter Modellvorhaben geschaffen. Ziel der Richtlinie ist die eigenverantwortliche und selbständige Ausübung der heilkundlichen Tätigkeit durch die Pflegekraft ohne ärztliche Aufsicht (§ 2 Abs. 2 HÜR).

---

[9]Spickhoff, Seibl: Die Erstattung ärztlicher Leistung bei Delegation an nichtärztliches Personal, NZS (2008, S. 57).

Damit eine Übertragung auf eine Pflegekraft erfolgen kann, muss diese examiniert sein (§§ 1, 2 KrPflG). Über die originären Lerninhalte hinaus müssen erweiterte Kompetenzen zur heilkundlichen Ausübung vermittelt werden (§ 4 Abs. 7 KrPflG). Die erweiterten Ausbildungsinhalte sind von den Ausbildungsschulen so festzulegen, dass die heilkundliche Tätigkeit letztendlich ausgeübt werden kann.

Durch die Übertragung der Tätigkeit auf die Pflegekraft obliegt dieser nicht nur die Verantwortung für die Durchführung in fachlicher, wirtschaftlicher sowie rechtlicher Hinsicht, sondern auch die Entscheidungsbefugnis, ob und in welchem Umfang die Ausübung der Heilkunde medizinisch geboten ist (§ 2 Abs. 2 HÜR). Nur entgegenstehende ärztliche Entscheidungen begrenzen die weitreichende Befugnis der Pflege. Den Arzt trifft nach der HÜR hinsichtlich der übertragenen Aufgabe keine Verantwortung mehr. Bevor die Pflegekraft die Tätigkeit selbständig ausüben kann, muss der Arzt eine Diagnose und Indikation stellen und der Pflegekraft dokumentiert mitteilen (§ 3 Abs. 1 HÜR). Der Arzt bleibt weiterhin für die Anordnung der Übertragung verantwortlich. Das deliktische Haftungsrisiko steigt für die Pflegekraft jedoch, da sie die übertragene Tätigkeit eigenverantwortlich durchführt. Diese gilt es, über private Berufshaftpflichtversicherungen oder die Anpassung der Betriebshaftpflichtversicherung des Krankenhauses abzusichern. Durch die HÜR findet nicht nur eine Umstrukturierung der bisherigen Haftungskonstellationen, sondern insbesondere auch eine Kostenumverteilung statt. Die Neuordnung der Aufgaben hat unter betriebswirtschaftlichen Aspekten Einsparungen im Personalkostenbereich zur Folge.

> Die Durchführung der Portpunktion durch Pflegekräfte ist nach der HÜR zur intravenösen Applikationen von Zytostatika zulässig. Voraussetzungen sind die „Kenntnis der Pflegekraft zu Indikationen, Kontraindikationen und Komplikationen von Zytostatika", die „Beherrschung der grundlegenden Fertigkeiten zur Durchführung und Überwachung einer Infusionstherapie" sowie „Kenntnisse über Portkatheterpflege" (Anlage HÜR, Teil 2), die im Rahmen einer Zusatzqualifikation erlangt werden können.

Die Anwendung der Regelungen setzt aber voraus, dass zwischen Krankenkassen und Leistungserbringern ein Modellvorhaben nach § 63 Abs. 3 c SGB V vereinbart wird. Ohne Modellvorhaben gelten die bisherigen Regelungen. Es bleibt abzuwarten, ob sich die HÜR in der Praxis durchsetzt.

Expertenstandard Portpflege

Barbara Fantl

Inhaltsverzeichnis

Da es in der Bundesrepublik Deutschland bislang keine einheitliche Leitlinie zur Versorgung von Patienten mit zentralvenösen Portsystemen gibt, basieren die im Folgenden formulierten Empfehlungen auf Richtlinien des Robert Koch Institutes und auf der langjährigen Expertise des Universitätsklinikums Heidelberg.

Die standardisierte fachliche Pflege von implantierten Portsystemen ist nach der Portimplantation die wichtigste Maßnahme, um für die Patienten einen dauerhaften, komplikationsfreien und sicheren Zugang zu gewährleisten.

Anhand einer Studie des Universitätsklinikums Heidelberg (Fischer et al. 2008), in der bei 385 Patienten die Gründe einer Portexplantation untersucht wurden, konnte eindeutig gezeigt werden, dass die Portinfektion die häufigste Komplikation bei implantierten Portsystemen darstellte und häufig zur Explantation der Systeme führte.

B. Fantl (✉)
Chirurgische Klinik und Klinik für Anaesthesiologie,
Universitätsklinikum Heidelberg, Heidelberg, Deutschland
E-Mail: Barbara.Fantl@med.uni-heidelberg.de

© Springer-Verlag GmbH Deutschland, ein Teil von Springer Nature 2020
R. Hennes und G. Müller (Hrsg.), *Portpflege*,
https://doi.org/10.1007/978-3-662-60483-0_5

▶   Infektionen sind die häufigste Komplikation bei implantierten Portsystemen und die häufigste Ursache für Portexplantation.

Der Umgang mit zentralvenösen Ports ist eine ärztliche Tätigkeit, die – wie viele andere – an **geschultes** medizinisches Personal delegiert werden kann.

Fühlt sich ein Mitarbeiter – unabhängig von seiner Ausbildung – nicht oder nicht ausreichend qualifiziert im Umgang mit zentralvenösen Ports, so hat er die Pflicht, diese Tätigkeit abzulehnen. Unabhängig von jeglicher Delegation liegt die Durchführungsverantwortung immer beim Durchführenden (siehe auch Kap. 4).

5.1   Pflege nichtpunktierter Ports

Bei neu implantierten Ports sollte am zweiten postoperativen Tag ein Verbandwechsel und eine Wundinspektion durchgeführt werden.

Hierbei sind Wunde und Wundumgebung auf Infektionszeichen wie Rötung, Schwellung und Schmerz zu untersuchen. Bei Auffälligkeiten oder Wundheilungsstörungen sollte der implantierende Arzt informiert und, wenn möglich, eine Fotodokumentation zur Verlaufskontrolle durchgeführt werden. Aufgrund fehlender Evidenz bezüglich der Portspülung gibt es verschiedene Herangehensweisen. Einige Einrichtungen spülen Ports nur nach der Punktion, andere wiederum spülen Ports programmiert alle 6–8 Wochen. Die Hersteller von Portsystemen empfehlen die prophylaktische Spülung nach 8–12 Wochen. Da grundsätzlich jede Punktion ein potenzielles Infektionsrisiko darstellt und bislang keine Evidenz bezüglich eines Vorteils regelmäßiger Portspülung vorliegt, kann hier keine klare Empfehlung gegeben werden.

In zwei Arbeiten (Goossens et al. 2013 und 2015; Bertoglio et al. 2012), die sich mit der Frage der Blockung von Portsystemen beschäftigten, konnte gezeigt werden, dass die routinemäßige Blockung von Portsystemen mit Heparin-Lösung keinen Vorteil gegenüber reiner NaCl-0,9 %-Lösung ergibt. Die Liegedauer war nie deutlich unterschiedlich, darüber hinaus gab es Hinweise auf ein erhöhtes Infektionsrisiko bei der Verwendung von heparinisierten Lösungen.

▶   Für eine routinemäßige Blockung mit Heparin kann keine Empfehlung gegeben werden.

5.2   Pflege punktierter Ports

▶   **Praxistipp** Keine Punktion bei lokalen Infektionszeichen wie Rötung, Schwellung und Schmerz (Abb. 5.1).

Bei punktierten Ports mit einliegender Portkanüle sollte alle 48 h ein Verbandwechsel durchgeführt werden. Hierbei sollte die Einstichstelle auf Infektionszeichen, Hämatome und Sekretion untersucht werden. Werden Nadeln mit

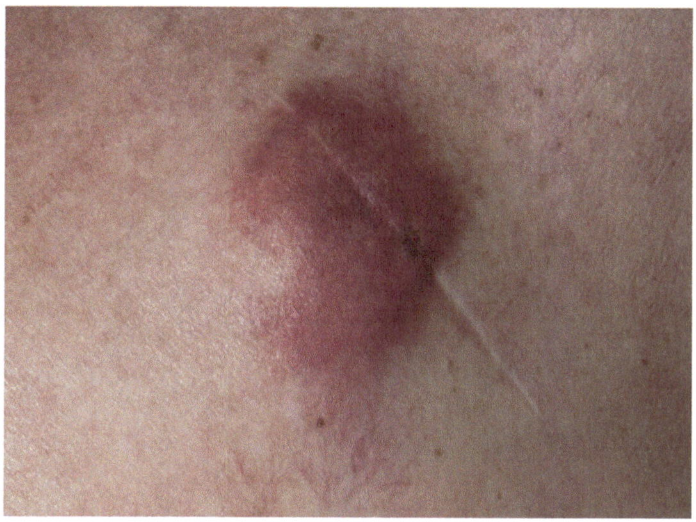

Abb. 5.1 Infizierter Port, der keinesfalls mehr punktiert werden sollte. (Quelle: J. Rodrian, Universitätsklinikum Heidelberg)

Pflasterrand verwendet, so muss ein Verbandwechsel nach 48 h nicht durchgeführt werden. Allerdings muss gewährleistet sein, dass alle 48 h die Einstichstelle inspiziert werden kann, um bei Veränderungen handeln zu können.

Die Kanüle selbst wird alle 5–7 Tage gewechselt. Von Seiten der Firmen wird ein Nadelwechsel nach spätestens 7 Tagen empfohlen. Anschließend übernehmen die Herstellerfirmen keine Verantwortung mehr für Komplikationen, die im Zusammenhang mit zu lang liegenden Portnadeln stehen.

▶ **Praxistipp**
Bei Verschmutzung oder Ablösung ist der Verband umgehend zu wechseln.
Kanülenwechsel alle 5–7 Tage.

Für die Punktion eines Ports ist eine sorgfältige Vorbereitung notwendig. Dies beinhaltet sowohl die Vorbereitung des Materials als auch die des Patienten und seines Umfeldes (Abb. 5.2).

Material zur Portpunktion
- Hände- und Hautdesinfektionsmittel
- Unsterile und sterile Handschuhe
- Mundschutz
- Sterile Kompressen
- Zwei Spritzen à 10 ml NaCl 0,9 %
- Portkanüle (passende Größe)

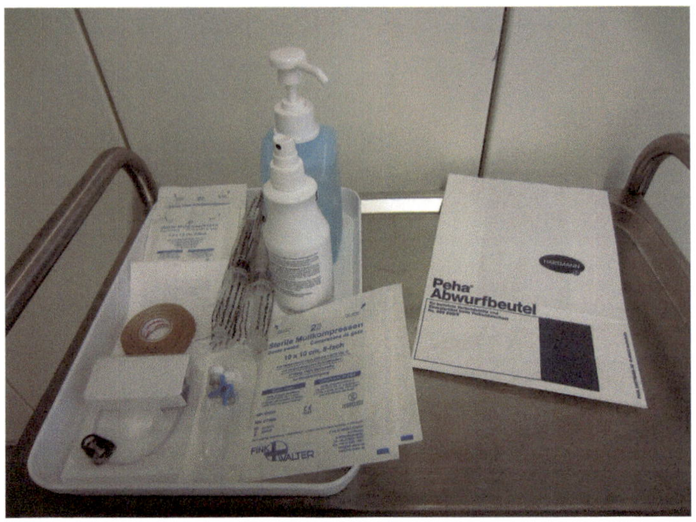

Abb. 5.2 Materialien für das Anstechen eines Ports. (Quelle: B. Fantl, Universitätsklinikum Heidelberg)

- Dreiwegehahn mit Verlängerung und Verschlussstöpsel
- Abwurf
- Sterile Unterlage

Material für den Verband
- 1-mal Schlitzkompresse 7,5 × 7,5 cm
- 1-mal Kompresse 7,5 × 7,5 cm
- Klebeverbände
- Pflasterverband

Patientenvorbereitung
Da die Punktion sowohl im Sitzen als auch im Liegen sicher durchgeführt werden kann, können die Wünsche bzw. die Bedürfnisse des Patienten ausreichend berücksichtigt werden.

Wird die Punktion im Sitzen vorgenommen, sollte der Rücken des Patienten ausreichend stabilisiert werden, um Ausweichbewegungen nach hinten vorzubeugen. Sofern der Patient die Punktion nicht selbständig durchführt, sollte der Kopf auf die vom Port abgewandte Seite gedreht werden.

5.3 Auswahl der Portkanüle

Portkammern sind für ca. 2000 Punktionen vorgesehen. Dementsprechend dürfen sie nur mit speziellen Kanülen punktiert werden.

Um ein Ausstanzen von Material aus der Portmembran zu verhindern, sind die Kanülen speziell angeschliffen. Dadurch wird bei der Punktion die Membran von der Kanüle verdrängt und ein Ausstanzen von Silikon verhindert.

Der verwendete Kanülendurchmesser sollte den zu verabreichenden Substanzen angepasst werden. Bei Flüssigkeiten mit hoher Viskosität sollte die Kanülenstärke mindestens 20 Gauge betragen.

▶ Zur Portpunktion dürfen nur die dafür vorgesehenen speziellen Portka-nülen verwendet werden. Herkömmliche Kanülen können Material aus der Portmembran ausstanzen und somit den Port beschädigen.

Laut EU-Richtlinie zum Schutz vor Nadelstichverletzungen dürfen seit Mai 2013 nur noch Kanülen mit Sicherheitsmechanismus verwendet werden (Richtlinie 2010/32/EU, § 6 Absatz 1).

▶ **Praxistipp** Eine passende Kanülengröße, besonders aber die Kanülen-länge, sollte im Portpass bzw. im OP- Brief dokumentiert sein.

Sollte die Kanülenlänge nicht dokumentiert sein, wird anhand folgender Kriterien ausgewählt:

- Tiefe des Ports im Unterhautfettgewebe
- Ernährungszustand des Patienten

Komplikationen bei unangemessener Kanülenlänge (Abb. 5.3)
- Zu lange Kanüle:

  - Kanüle liegt instabil im Stichkanal
  - Beschädigung der Portmembran möglich
  - Durch das Überstehen der Kanüle über Hautniveau kann es zum Verbiegen und Brechen der Kanüle kommen

- Zu kurze Kanüle:

  - Membran wird nicht oder nur knapp durchstochen
  - Gefahr eines Paravasats mit substanzabhängigen Folgen wie Gewebsnekrosen und Entzündungen (Abb. 5.4)

Wird wie in Abb. 5.3b der Sicherheitsmechanismus der Portnadel ausgelöst und dann die Portkanüle zurückgezogen, entsteht auch hier eine Instabilität der Kanüle. Die Membran kann dabei beschädigt werden, im schlimmsten Fall kann die Kanüle durch die Instabilität abbrechen.

▶ Bei Punktion mit falscher Kanülenlänge muss die Kanüle umgehend wieder entfernt und durch eine passende Kanüle ersetzt werden.

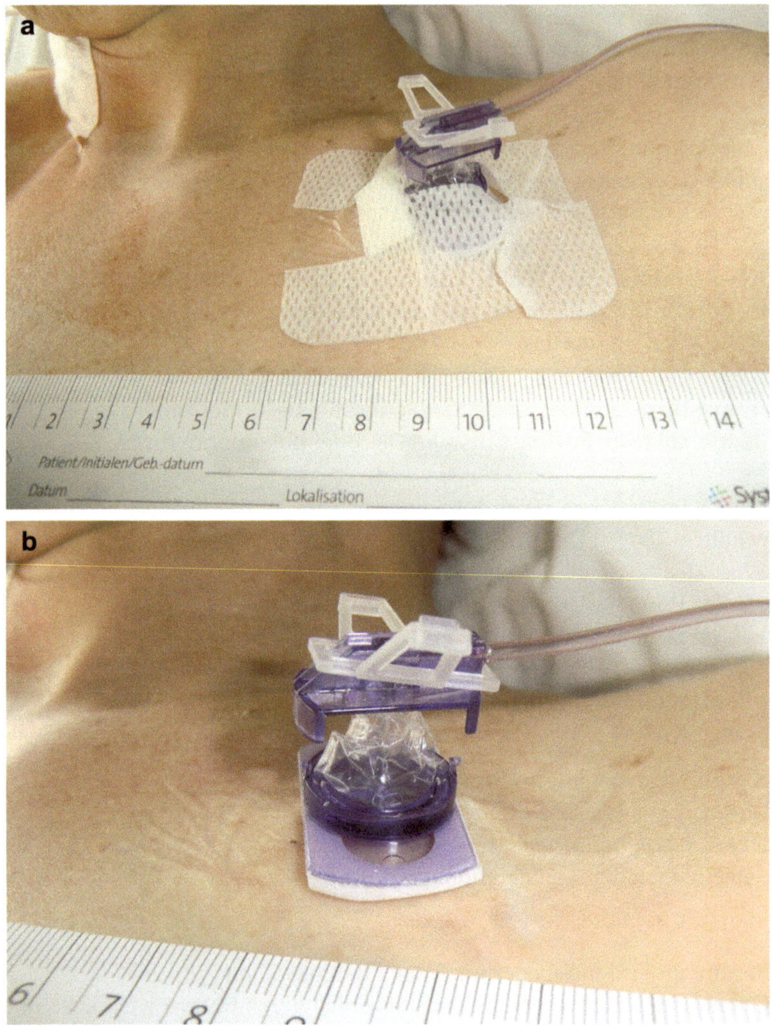

Abb. 5.3 a, b Falsche Auswahl der Portnadellänge Doppelung, die zweite Portnadellänge muss gestrichen werden und des Verbands. (Quelle: J. Rodrian, Universitätsklinikum Heidelberg)

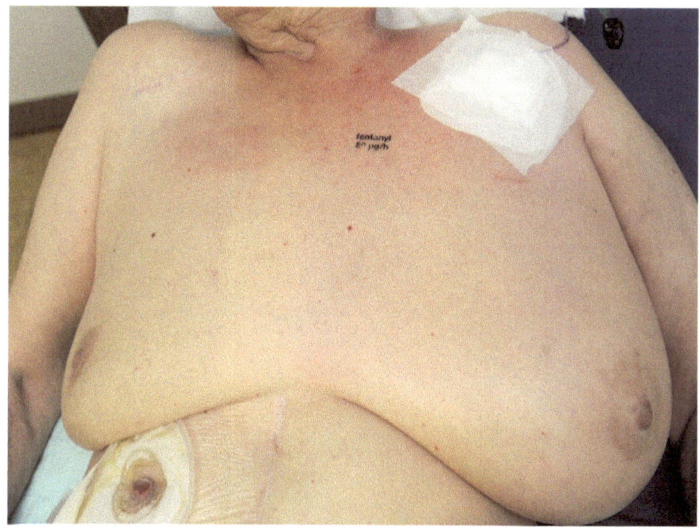

Abb. 5.4 Paravasat von 1500 ml parenteraler Ernährung durch zu kurz gewählte Portkanüle. (Quelle: J. Rodrian, Universitätsklinikum Heidelberg)

5.4 Portpunktion

▶ **Praxistipp** Portkammersysteme werden in unterschiedlichen Größen hergestellt, die man beim Palpieren ertasten kann. Dadurch ergeben sich unterschiedliche Anstichflächen (Abb. 5.5).

Nach individueller Lagerung des Patienten sollte der Oberkörper komplett entkleidet und eine hygienische Händedesinfektion durchgeführt werden. Anschließend wird mit unsterilen Handschuhen sowohl die Portkammer als auch deren Umgebung palpiert. Hierbei sollte die Hautumgebung auf Infektionszeichen untersucht und der Patient nach Schmerzen in der Portgegend befragt werden.

▶ Gibt der Patient Beschwerden im Bereich der Porttasche an, muss die geplante Punktion abgebrochen und ein Arzt informiert werden.

▶ Rötung, Schwellung und Druckempfindlichkeit können sowohl ein Hinweis auf eine Infektion als auch auf eine Systemundichtigkeit sein.

Nach der Palpation und Begutachtung beginnt man mit der Desinfektion der Punktionsstelle nach RKI-Richtlinie (Empfehlung Kategorie 1B). In der Zeit, in der die Punktionsstelle abtrocknet, werden die unsterilen Handschuhe entsorgt, eine erneute hygienische Händedesinfektion durchgeführt und die Materialien zur Portpunktion steril vorbereitet. Auch hierzu empfiehlt es sich, unsterile Handschuhe anzuziehen.

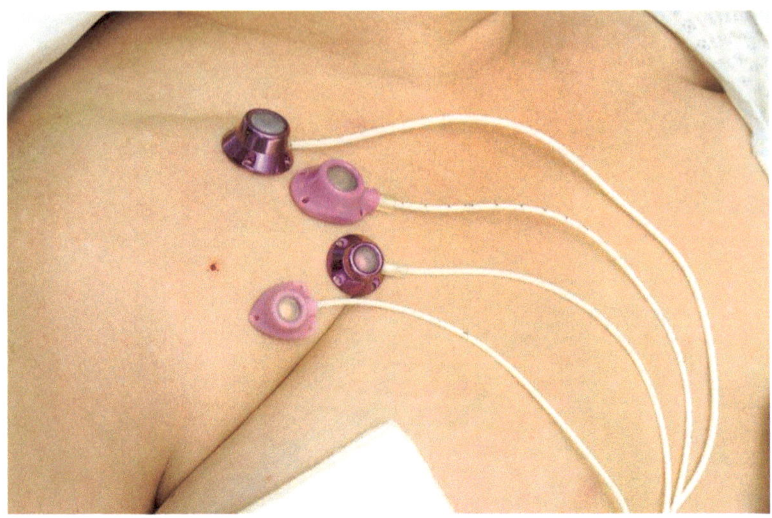

Abb. 5.5 Verschiedene PortkammerGröße Doppelung. (Quelle: J. Rodrian, Universitätsklinikum Heidelberg)

Anschließend, nach erneuter hygienischer Händedesinfektion, werden die sterilen Handschuhe angelegt, die Portkanüle und der Dreiwegehahn steril entlüftet und die Klemme am Kanülenschlauch geschlossen (wenn eine Klemme vorhanden ist). Mit einer Hand wird nun die Portkammer ertastet und mit zwei Fingern sicher fixiert (Abb. 5.6a, mit der anderen Hand wird die Kanüle senkrecht in die Portkammer eingeführt (Abb. 5.6b). Nach der Punktion wird zur Lagekontrolle die Klemme geöffnet und es wird Blut aspiriert. Sollte sich kein Blut aspirieren lassen, wird mit erhöhter Vorsicht versucht, den Port zu spülen.

▶   Eine Injektion muss jederzeit ohne Widerstand möglich sein!

Lässt sich der Port nicht ohne Widerstand anspülen, so muss die Kanüle entfernt und ein neuer Punktionsversuch mit einer neuen Portkanüle unternommen werden. Wird der Port zur Dauerinfusionstherapie verwendet, sollte die Portnadel alle 5–7 Tage gewechselt werden.

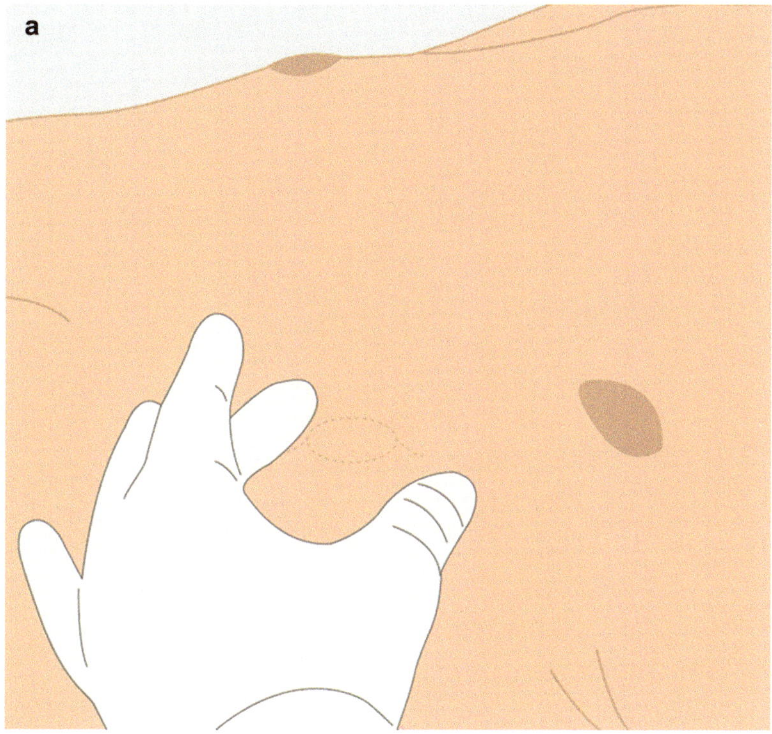

Abb. 5.6 **a** Fixierung und **b** Punktion der Portkammer. (Quelle: pfm medical ag, Köln)

> **Praxistipp** Die Erstpunktion eines Ports obliegt einem erfahrenen Arzt. Da intraoperativ zur Lagekontrolle jeder Port vom Operateur punktiert wird, ist der implantierte Port immer bereits erstpunktiert. Somit darf jede geschulte medizinische Fachkraft einen liegenden Port anstechen.

Zur Dekanülierung des Ports gelten dieselben hygienischen Richtlinien wie bei der Punktion. Der Port wird mit 10 ml NaCl 0,9 % durchgespült und geblockt. Anschließend wird die Portkammer mit zwei Fingern stabilisiert, die Portnadel senkrecht aus dem Portgehäuse entfernt und sicher verworfen. Die Einstichstelle wird desinfiziert und anschließend wird ein steriles Pflaster aufgebracht, das nach 24 h im Regelfall ersatzlos entfernt werden kann.

> Um die Ausbildung eines Stichkanals zu vermeiden, sollte jede erneute Punktion an einer anderen Punktionsstelle erfolgen (Abb. 5.7).

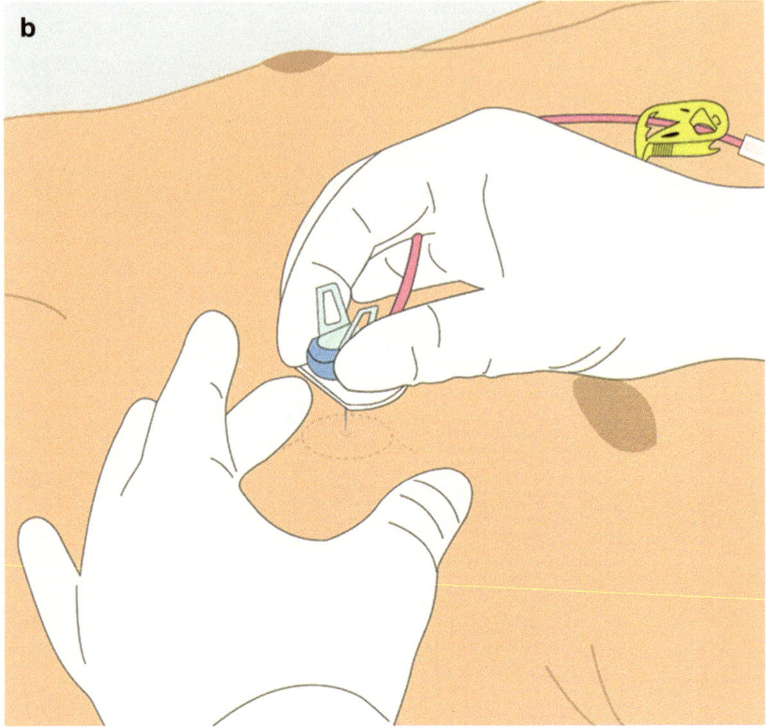

Abb. 5.6 (Fortsetzung)

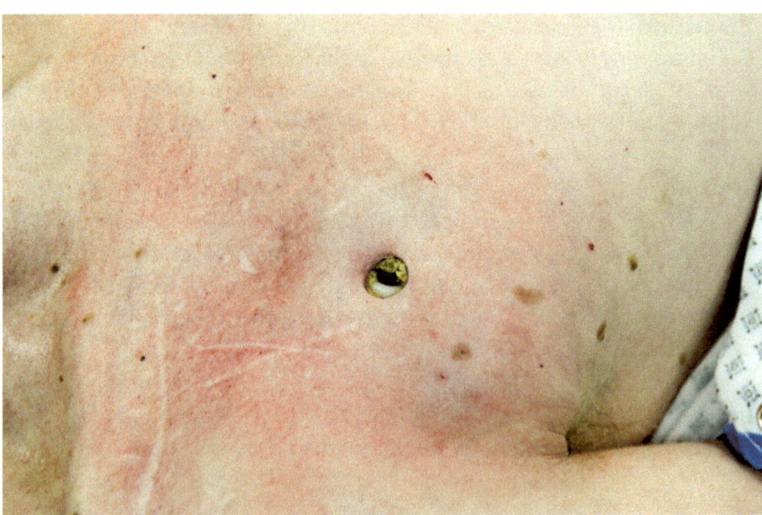

Abb. 5.7 Wundheilungsstörung Doppelung nach Ausbildung eines Stichkanals. (Quelle: J. Rodrian, Universitätsklinikum Heidelberg)

5.5 Blutentnahme aus dem Port

Um einer möglichen Portokklusion durch unsachgemäßes Spülen vorzubeugen, sollte bei gutem peripherem Venenstatus die Blutentnahme nicht über den Port erfolgen.

Ist eine periphere Blutentnahme nicht möglich, so kann der Port verwendet werden. Hierbei ist eine Portkanüle mit mindestens 20 Gauge Durchmesser unabdingbar. Nach der Blutentnahme sollte der Port mit mindestens 30 ml NaCl 0,9 % durchgespült werden. Um sicherzugehen, dass sämtliche Blutzellen aus dem Port gespült wurden, sind 50 ml NaCl 0,9 % optimal. Das Spülen des Ports muss mit der Push-and-Go-Technik erfolgen, damit alle Blutpartikel aus der Kammer herausgespült werden (Abb. 5.8).

Zum Spülen des Ports dürfen nur mindestens 10 ml fassende Spritzen verwendet werden. Kleinere Spritzen können einen so hohen Druck entwickeln, dass es hierbei zu einer Absprengung der Silikonmembran kommen kann (Abb. 5.9). Dies hat für den Patienten katastrophale Konsequenzen. Der Port muss explantiert bzw. gewechselt werden.

▶ **Praxistipp** Beim Durchspülen des Katheters sollte mit ungleichmäßigem Tempo, der sogenannten Push-and-Go-Technik, gespült werden. Dadurch werden mehr Ablagerungen von der Katheterwand beseitigt als beim Durchspülen mit gleichmäßigem Tempo oder mittels einer kontinuierlichen Infusion.

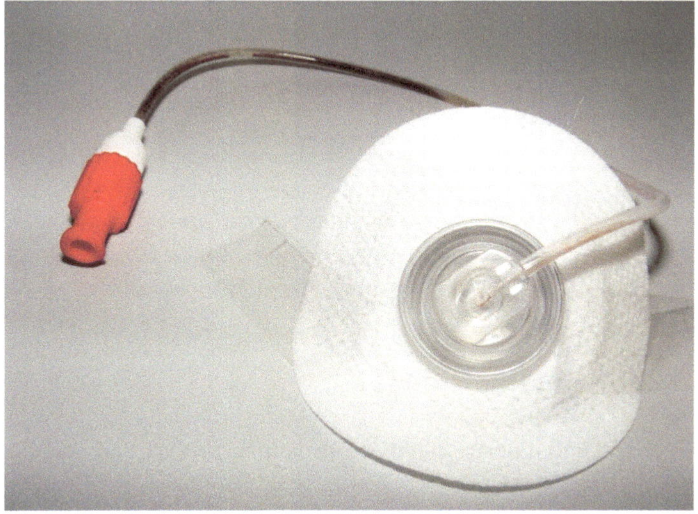

Abb. 5.8 Blutkoagel im Portnadelschlauch durch zu geringes Nachspülen nach Blutentnahme. Patient kam aus häuslicher Versorgung. Hier wurde nach Blutentnahme nicht ausreichend gespült, der Port war okkludiert und musste explantiert werden. (Quelle: S. Eismann, NCT, Universitätsklinikum Heidelberg)

5.6   Vorgehensweise bei Portinfekt

Gibt es klinische Hinweise auf eine Portinfektion, so muss die Infusionstherapie umgehend beendet werden. Sowohl aus dem Port als auch aus einer peripheren Vene sollten zur weiteren Diagnosesicherung und gezielten Antibiotikatherapie Blutkulturen entnommen werden. Eine Möglichkeit, ein Portkathetersystem zu sanieren, ist die Gabe eines 3-ml-Taurolidin-Blocks für 48–72 h. Nach dieser Zeit wird das Taurolidin durch Aspiration aus dem Port entfernt und nochmals sowohl aus dem Port als auch peripher eine Blutkultur entnommen. Hierbei sollte möglichst ein Injizieren in den Patienten vermieden werden, da sich bei einem Katheterinfekt in der Taurolidin-Lösung Bakterien angereichert haben könnten, die dann in den Patienten gespült werden. Hierbei kann es zu einer allergischen Reaktion, wie Schüttelfrost und Fieber, kommen.

Je nach klinischem Zustand, Labor und Infektzeichen muss das weitere Vorgehen evaluiert werden. Bei persistierendem Infekt muss eine Explantation des Portsystems erwogen werden.

▶ **Praxistipp** Taurolidin ist kein Antibiotikum. Es wirkt bakterizid und ist gegen alle getesteten Keime (ca. 500) inklusive MRSA und VRE wirksam.

Um das Infektionsrisiko bei immunsupprimierten Patienten zu reduzieren, hat es sich nach der Empfehlung aus den Pflegeleitlinien für Ports des Universitätsklinikums Heidelberg bewährt, den Port prophylaktisch mit einem dauerhaften Taurolidin-Block zu versehen, der allerdings nach 30 Tagen ausgetauscht werden muss. Die Stabilität von Taurolidin ist nach 30 Tagen nicht mehr gewährleistet. Dies wird ebenso für Patienten empfohlen, die einen Portinfekt hatten. Wird beim Wechsel des Taurolidin-Blocks die Lösung in den Patienten appliziert, ist dies kein Problem, da die Lösung bei infektfreiem Zustand des Patienten geblockt wurde.

▶ **Praxistipp**
Taurolidin ist ein Derivat von Aminosäuren. Die wässrige Lösung wirkt bakterizid und wird im Blutkreislauf zu der Aminosäure Taurin umgebaut. Taurolidin als dauerhafte Katheterblocklösung kann die Ablagerung von Biofilm an der Katheterwand reduzieren.

5.7   Dokumentation

Alle am Port vorgenommenen Maßnahmen sollten zeitnah und vollständig in der Patientenakte notiert werden. Nach jeder Punktion muss die Kanülengröße, das Aussehen der Portumgebung und der Verbandwechsel dokumentiert werden.

Bei Hinweisen auf eine Infektion müssen diese und die ergriffenen Maßnahmen ebenfalls festgehalten werden.

5.8   Patienten- und Angehörigenedukation

Portinfekte sind zu einem überwiegenden Teil auf mangelnde Hygiene im Umgang mit den Systemen zurückzuführen. Da die Punktion und Infusionstherapie im häuslichen Umfeld immer häufiger von Patienten selbst oder von ihren Angehörigen durchgeführt wird, sollte auf eine ausführliche und verständliche Schulung größten Wert gelegt werden (Abb. 5.10). Die Schulungsmaßnahmen können bereits vor der Implantation beginnen und sollten folgende Punkte beinhalten:

- Nur geschultes Personal darf den Port punktieren und verwenden.
- Der Patient ist mitverantwortlich für seinen Port und sollte Ärzte wie Pflegende dazu anzuhalten, geltende Hygienerichtlinien einzuhalten.
- Der Portpass sollte immer bei sich getragen werden.
- Im Allgemeinen ist auf eine saubere Umgebung zu achten.
- Hygienerichtlinien müssen immer eingehalten werden.
- Verwendung von Desinfektionsmittel, unsterilen/sterilen Handschuhen und sterilen Kompressen.

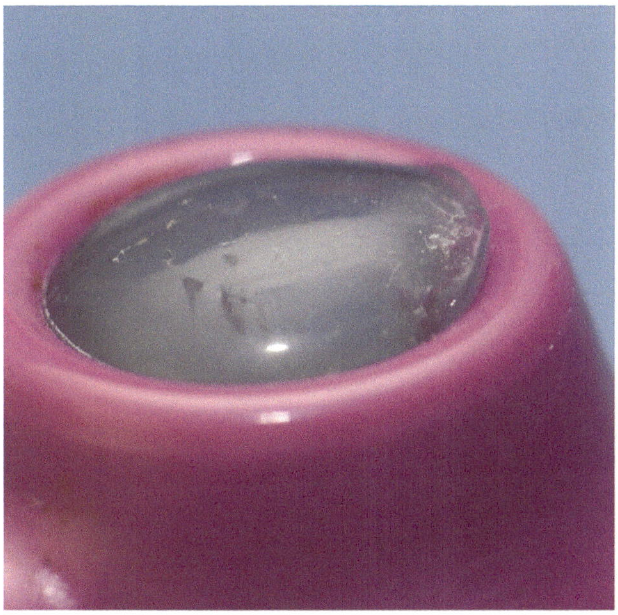

Abb. 5.9 Aussprengung der Silikonmembran aus der Portkammer durch die Benutzung einer 2-ml-Spritze mit unerlaubtem Druck. (Aus Ports, Springer Hennes und Hofmann 2016)

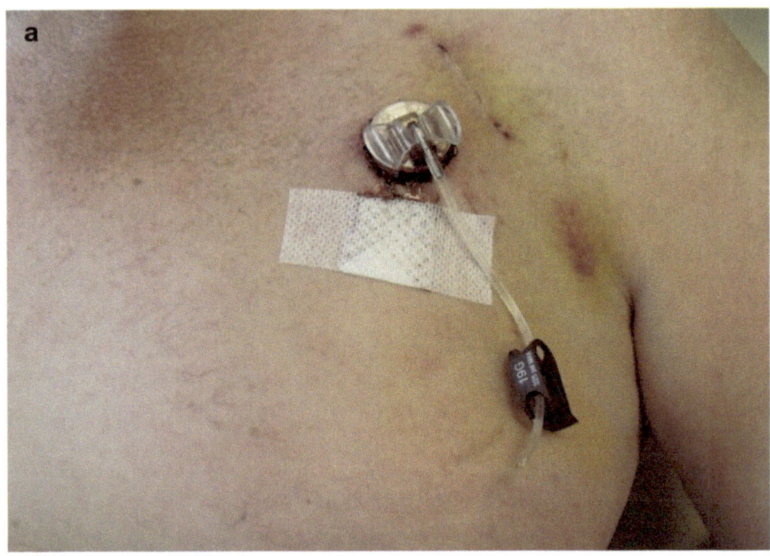

Abb. 5.10 a, **b** Patient kam aus häuslicher Betreuung. Die Sozialstation hatte den Portnadelschlauch abgeschnitten, da sich die betreuende Pflegekraft nicht getraut hatte, die Nadel zu ziehen. Der Port war infiziert. (Quelle: S. Eismann, NCT, Universitätsklinikum Heidelberg)

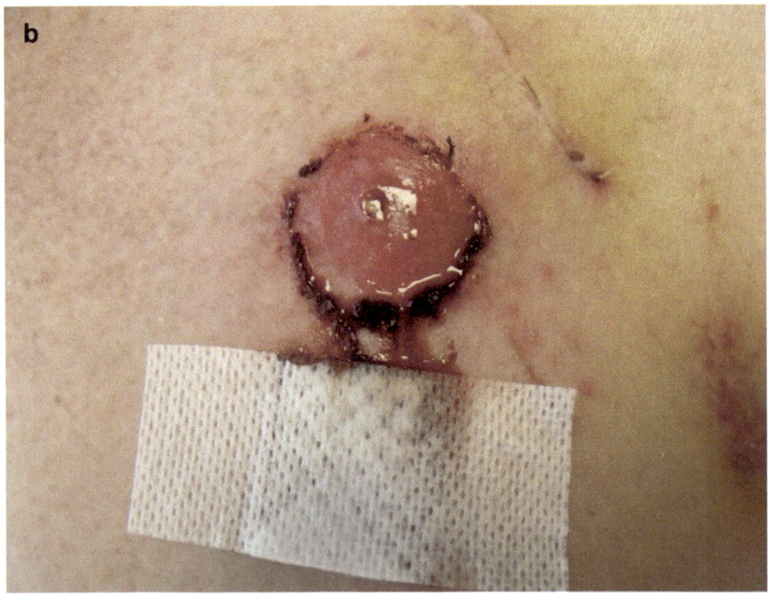

Abb. 5.10 (Fortsetzung)

Fazit

Portsysteme können über viele Jahre verwendet werden. Dazu ist es zwingend erforderlich, dass nur einheitlich und optimal geschultes Personal Punktionen, Infusionen, Injektionen und Blutentnahmen am Port vornimmt. Einheitliche Versorgungsstandards und regelmäßige Schulungen in den verschiedenen Einrichtungen müssen gefordert werden.

Gute Personal-, Patienten- und Angehörigenschulungen helfen, Portinfektionen zu reduzieren und zu vermeiden.

Literatur

Anforderungen an die Hygiene bei Punktionen und Injektionen, Robert Koch Institut. www.rki.de

Bertoglio S et al (2012) Efficacy of normal saline versus heparinized saline solution for locking catheters of totally implantable long-term central vascular access devices in adult cancer patients. Cancer Nurs 35(4):E35–42

EU-Richtlinie 2010/32/EU. www.nadelstichverletzung.de/eu-richtlinie.html

Fischer L et al (2008) Reasons for explantation of totally implantable access ports: a multivariate analysis of 385 consecutive patients. Ann Surg Oncol 15(4):1124–1129

Goossens GA, De WY, Jerome M, Fieuws S, Janssens C, Stas M, et al (2015) Diagnostic accuracy of the catheter injection and Aspiration (CINAS) classification for assessing the function of totally implantable venous access devices. Support Care Cancer 24(2):755–761

Goossens GA et al (2013 Jul) Comparing normal saline versus diluted heparin to lock non-valved totally implantable venous access devices in cancer patients: a randomised, non-inferiority, open trial. Ann Oncol 24(7):1892–9

Pflegeleitlinie Universitätsklinikum Heidelberg. www.klinikum.uni-heidelberg.de/Pflegeleitlinien .133798.0.html?&L=1

https://www.rki.de/DE/Content/Infekt/Krankenhaushygiene/Kommission/Downloads/ Gefaesskat_Rili.pdf?__blob=publicationFile

http://www.rki.de/DE/Content/Infekt/Krankenhaushygiene/Kommission/Downloads/Punkt_Inj_ Rili.pdf?__blob=publicationFile

Barbara Fantl

Inhaltsverzeichnis

Die Wundversorgung und der Verband müssen – genauso wie die Punktion – nach hygienischen Richtlinien erfolgen.

▶   Der Verband sollte grundsätzlich unter sterilen Kautelen angelegt werden.

6.1   Portnadeln

Die Vielfalt auf dem Produktemarkt der Portnadeln ist inzwischen sehr groß. Es empfiehlt sich, dass sich eine medizinische Einrichtung möglichst auf ein Produkt festlegt, um eine Einheit zu schaffen, die eine standardisierte Schulung zum sicherem Umgang mit Portnadeln für die Mitarbeiter gewährleistet. Die Sicherheit ist damit höher, als wenn verschiedene Produkte mit unterschiedlicher Handhabung in Umlauf sind.

B. Fantl (✉)
Chirurgische Klinik und Klinik für Anaesthesiologie,
Universitätsklinikum Heidelberg, Heidelberg, Deutschland
E-Mail: Barbara.Fantl@med.uni-heidelberg.de

© Springer-Verlag GmbH Deutschland, ein Teil von Springer Nature 2020   51
R. Hennes und G. Müller (Hrsg.), *Portpflege*,
https://doi.org/10.1007/978-3-662-60483-0_6

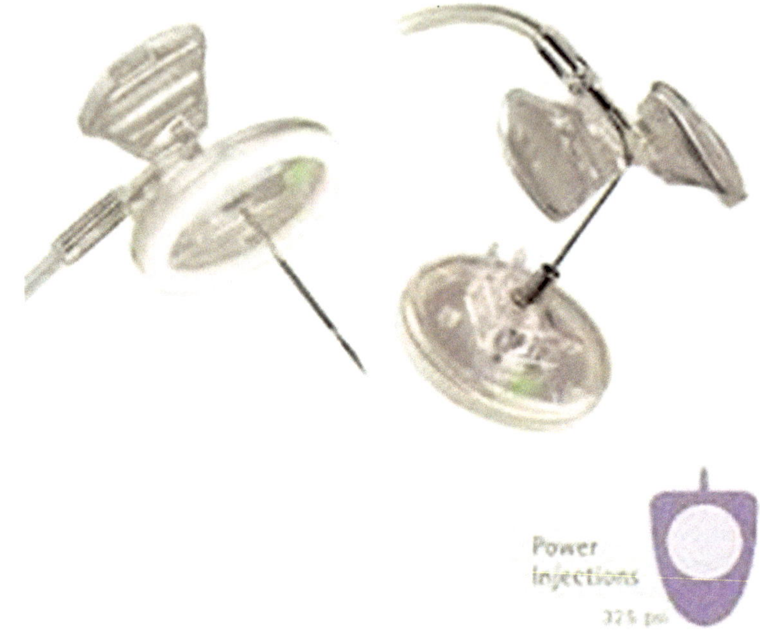

Abb. 6.1 Sicherheitsnadel der Firma Braun

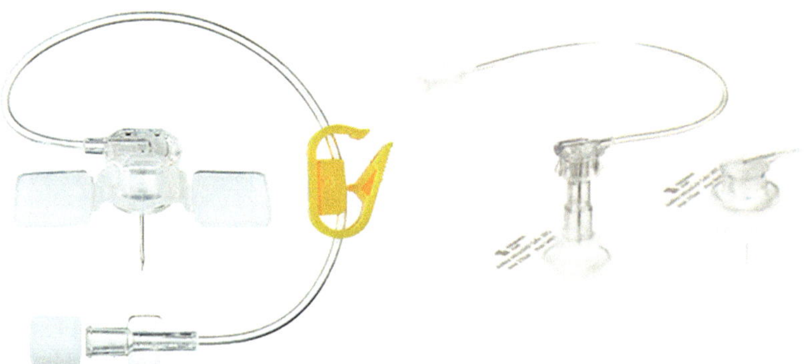

Abb. 6.2 Sicherheitsnadel der Firma Fresenius

Wichtig ist, dass nur Sicherheitsportnadeln verwendet werden (Abb. 6.1, 6.2 und 6.3).

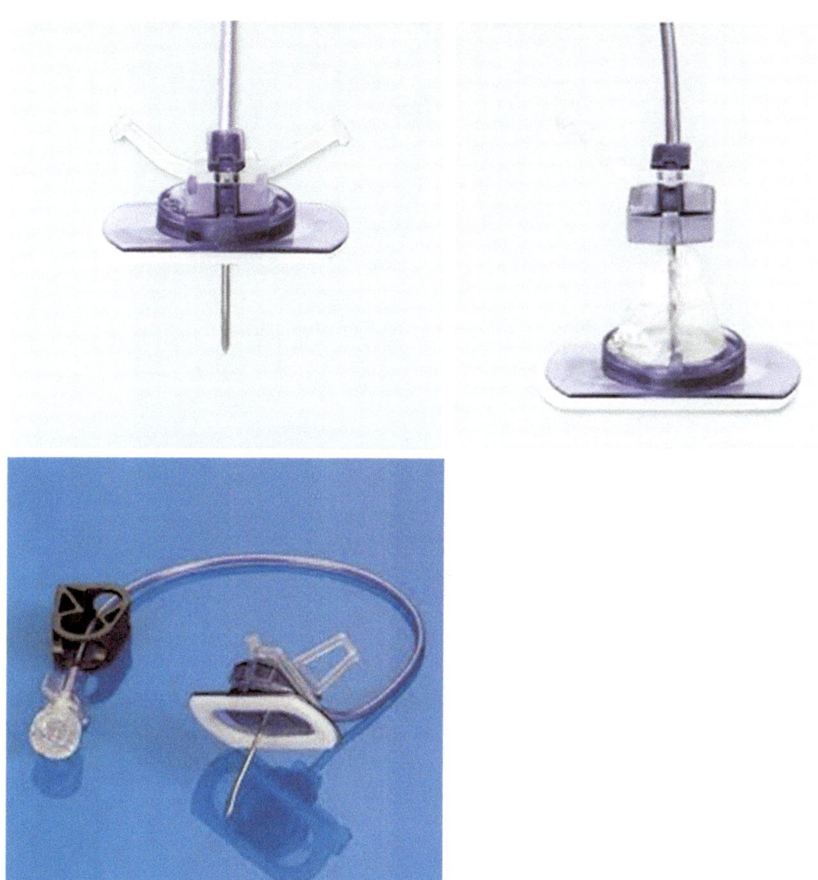

Abb. 6.3 Sicherheitsnadel der Firma Pfm Medical. (Quelle: pfm medical ag, Köln)

▷ Laut EU-Richtlinie zum Schutz vor Nadelstichverletzungen dürfen seit Mai 2013 nur noch Kanülen mit Sicherheitsmechanismus verwendet werden (Richtlinie 2010/32/EU, § 6 Abs. 1).

Um einen Port anzustechen, dürfen grundsätzlich nur die dafür geeigneten Portnadeln verwendet werden.

Portnadeln haben einen speziellen Schliff, der beim Einstechen in die Portmembran das Ausstanzen der Membran verhindert (Abb. 6.4).

Die Portnadellängen sind abhängig von der Konstitution des Patienten auszuwählen (Abb. 6.5). Die Nadellängen variieren zwischen 10 und 38 mm. Das Lumen der Portnadeln wird in Gauge angegeben. Möchte man über den Port Blut

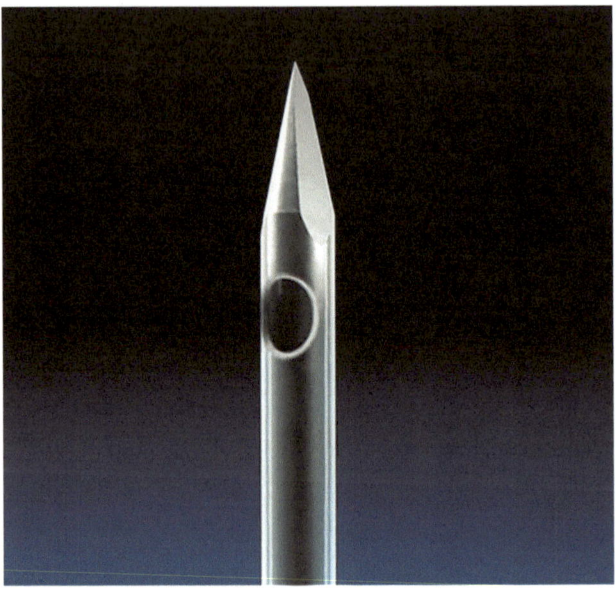

Abb. 6.4 Portnadelschliff/Trokarnadel (PacuMed)

abnehmen und Infusionen mit höherer Viskosität verabreichen, muss die Portnadel mit mindestens 20 Gauge ausgewählt werden. Nadeln mit kleinerem Lumen würden durch die höhere Viskosität okkludieren.

▶ Praxistipp Die Einheit Gauge ist die Maßeinheit für den Außendurchmesser von Kanülen. Sie verhält sich umgekehrt zum Durchmesser. Das heißt, je kleiner die Einheit Gauge, desto größer ist der Durchmesser der Kanüle.

6.2   Verband

Bisher gibt es leider noch keinen Standard-Portverband auf dem Markt. Der Verband muss in jedem Fall so angebracht und fixiert werden, dass ein Verrutschen der Nadel bei Bewegung vermieden wird (Abb. 6.6).

▶ **Praxistipp** Der Verband muss so fixiert sein, dass bei Bewegung die Nadel nicht verrutschen kann.

Verbandmaterialien für Nadeln ohne Pflaster
- 1-mal Schlitzkompresse 7,5 × 7,5 cm
- 1-mal Kompresse 7,5 × 7,5 cm

Abb. 6.5 Falsch
ausgewählte Portnadel:
Die Nadel ist zu lang.
(Quelle: Rudolph
Universitätsklinikum
Heidelberg)

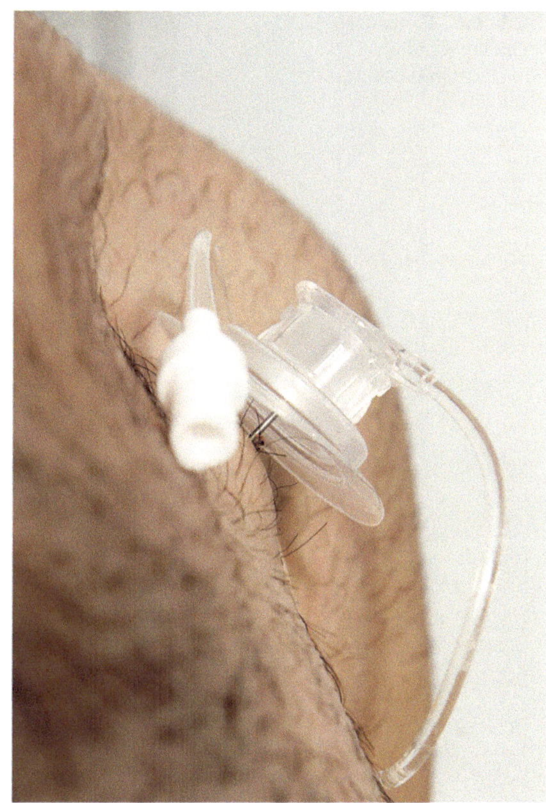

- Fixierverband/Folie
- Plasterstreifen

▷   Beim Anlegen des Verbandes muss darauf geachtet werden, dass die
    Schlitzkompresse **nicht** unter die Abdeckplatte/Flügel geschoben wird,
    sondern über dieser angebracht wird. Somit wird ein Abheben der
    Nadel vermieden.

Verbandmaterialien für Nadeln mit Pflaster
- Breiter selbstklebender Fixierverband ca. 10 × 10 cm oder
- Folienverband ca. 10 × 10 cm

Beim Anlegen des Verbandes muss vorher selbstredend eine Wundinspektion
auf Infektionszeichen, Hämatome und Sekretion durchgeführt werden.

Der Verband sollte alle 48 h gewechselt werden, um die Einstichstelle
beurteilen zu können. Bei den Portnadeln mit Pflaster sollte nach 48 h die

Abb. 6.6 Portnadelverband.
(Quelle: Rudolph
Universitätsklinikum
Heidelberg)

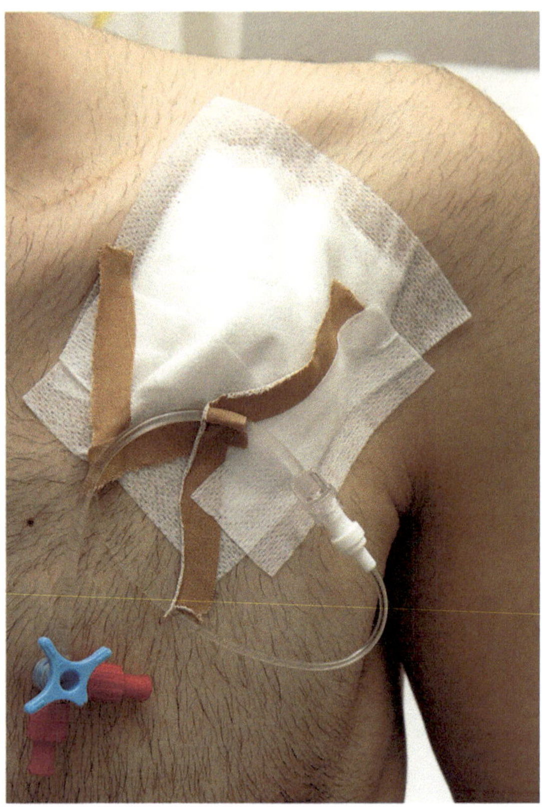

Pflasterfixierung entfernt werden, damit die Einstichstelle von außen beurteilt werden kann. Das Pflaster der Nadel muss hierzu nicht entfernt werden.

▶ **Praxistipp** Bei Verschmutzung oder Ablösung des Verbandes ist umgehend ein Verbandwechsel durchzuführen (Abb. 6.7).

6.3 Anschlüsse

Alle Portnadeln, die am Schlauch **eine** Klemme haben, haben **kein** integriertes Rückschlagventil an der Konnektionsstelle. Daher muss bei jeder Manipulation zuvor die Klemme geschlossen werden, um einen Rückfluss von Blut bzw. das Ansaugen von Luft zu vermeiden.

Alle Portnadeln, die **keine** Klemme haben, sind mit einem integrierten Rückschlagventil ausgestattet. Diese müssen aber trotzdem an der Konnektionsstelle mit einer sterilen Verschlusskappe verschlossen werden, um das Eindringen von Keimen zu vermeiden.

Abb. 6.7 Abgelöster
Portnadelverband.
(Quelle: Rudolph
Universitätsklinikum
Heidelberg)

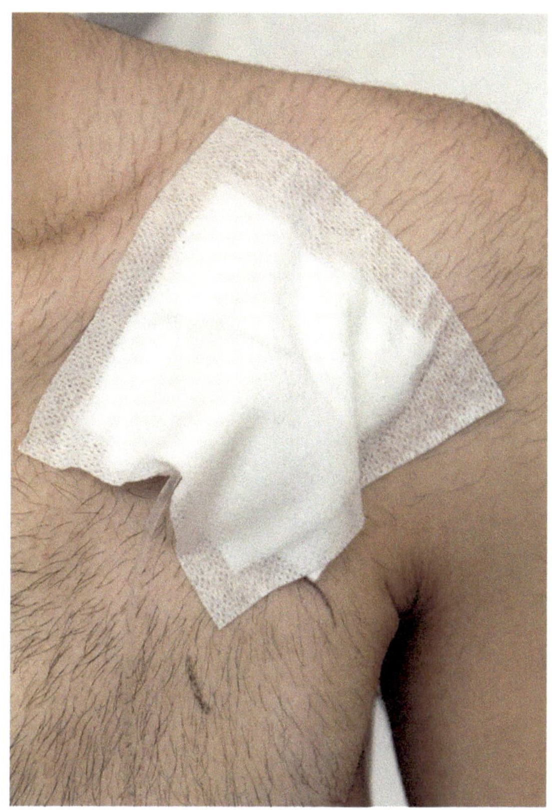

6.4   Punktion und Konnektion

Ein Portkatheter kann bis ca. 2000 Mal punktiert werden. Daraus ergibt sich eine
Liegezeit über mehrere Jahre. Um die Ausbildung eines Stichkanals mit Stanz-
defekt zu vermeiden, muss beim Nadelwechsel immer eine andere Punktionsstelle
gewählt werden.

> **Praxistipp** Die Haut über der Portkammer ist verschieblich. Daher
> kann man selbst bei kleinen Portkammersystemen immer eine andere
> Punktionsstelle wählen.

Jede Manipulation am Portsystem muss unter sterilen Bedingungen erfolgen. Zum
Anschluss einer Infusion an das Portsystem sollte nach einer hygienischen Händedesinfektion das Unterlegen einer sterilen Kompresse, Absprühen und Abnahme
der Verschlusskappe erfolgen. Anschließend wird in den Konus Desinfektionsmittel
gesprüht, und nach 15 s Einwirkzeit werden die Reste des Desinfektionsmittels

Abb. 6.7 (Fortsetzung)

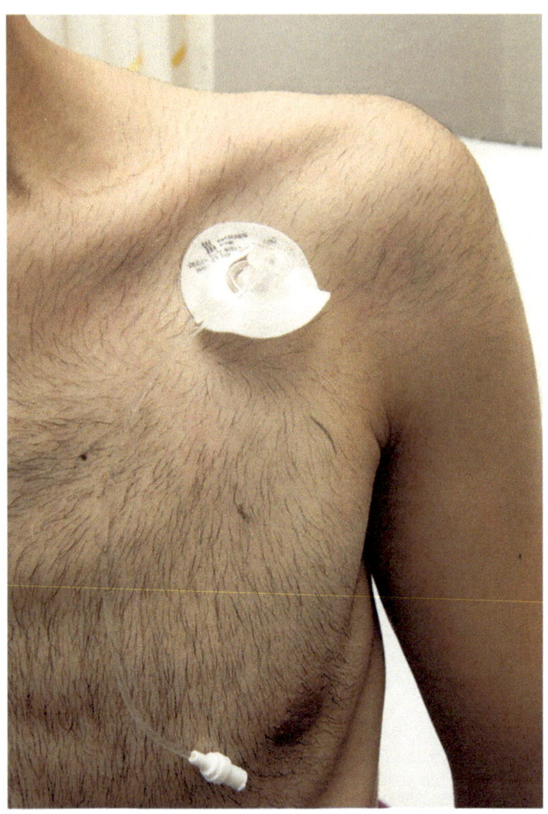

ausgeklopft (https://www.rki.de/DE/Content/Infekt/Krankenhaushygiene/Kommission/
Downloads/Gefaesskat_Rili.pdf?__blob=publicationFile). Dies dient zur Infektionsprophylaxe und ist neue Richtlinie des RKI (https://www.rki.de/DE/Content/
Infekt/Krankenhaushygiene/Kommission/Downloads/Gefaesskat_Rili.pdf?__
blob=publicationFile).

6.5   Umgang mit Wasser

Bei liegender Portnadel sollte möglichst auf das Duschen verzichtet werden.
Selbst mit sogenannten wasserdichten Pflastern kann durch Mikrofalten, die
mit dem bloßen Auge nicht zu erkennen sind, Wasser in den Verband eintreten.
Dadurch entsteht eine feuchte Kammer, die für Keime ein idealer Nährboden ist.

Deshalb wird dem Patienten empfohlen, sich nur unterhalb der liegenden
Portnadel zu duschen und hierbei darauf zu achten, dass auf den Verband kein
Spritzwasser kommt.

Beim Nadelwechsel kann dem Patienten angeboten werden, zwischen dem
Nadelentfernen und dem neuen Anstechen zu duschen. Hierbei sollte auf die

Einstichstelle ein steriles Pflaster und zusätzlich ein Folienverband aufgebracht werden, der nach dem Duschen sofort wieder entfernt wird.

Problematisch gestaltet sich dies häufig im häuslichen Gebrauch, da zum Nadelwechseln häufig Sozialstationen zu den Patienten kommen und zwischen Zug und Legen meistens keine Zeit für das Duschen bleibt. Hier sollte der Patient genau über die Gefahren geschult werden, die das Duschen mit liegender Nadel mit sich bringt. Wenn dennoch mit liegender Nadel geduscht wird, muss umgehend nach dem Duschen ein neuer Verband aufgebracht werden. Hierbei ist darauf zu achten, dass eine intensive Hautdesinfektion stattfindet und die Einwirkzeit eingehalten wird.

▶ Bei liegender Portnadel sollte generell kein Wasser in die Nähe des Verbandes und der Nadel kommen, da eine erhöhte Gefahr der Keimbesiedelung an der Einstichstelle vorliegt. Durch eine Keimbesiedelung kann es zum Portinfekt kommen.

Abb. 6.8 a, b
Behaarte Einstichstelle.
(Quelle: Rudolph
Universitätsklinikum
Heidelberg)

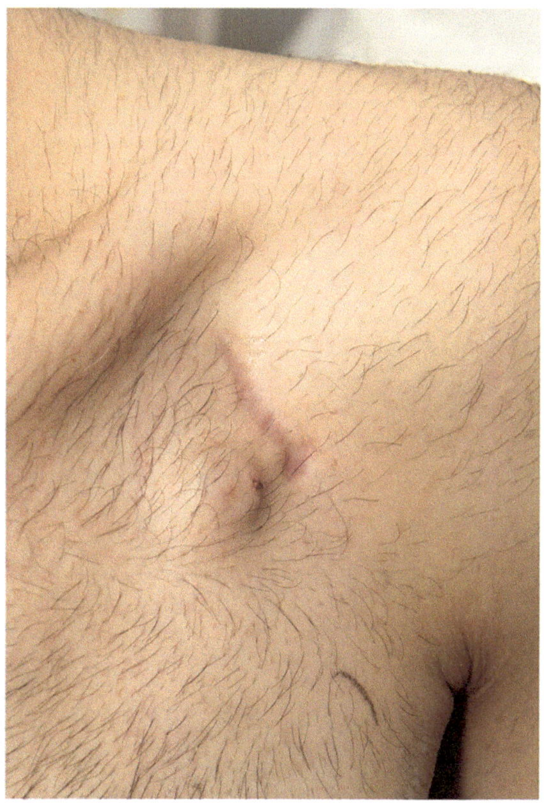

Abb. 6.8 (Fortsetzung)

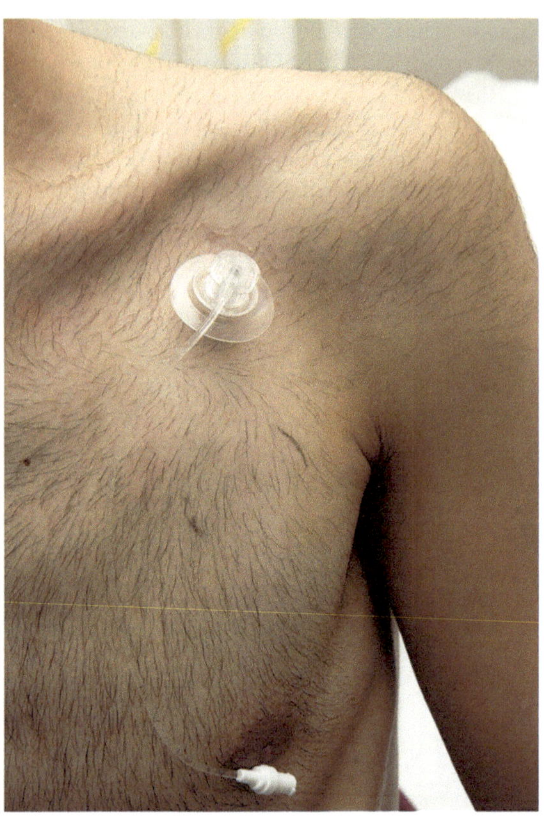

6.6   Umgang mit Haaren im Punktionsbereich

Es sollte generell darauf geachtet werden, dass der Punktionsbereich frei von Haaren ist, da Haare immer eine Quelle für Keime darstellen. Deshalb sollte vor dem Anstechen des Ports die Punktionsstelle unbedingt rasiert werden (Abb. 6.8).

Weiterführende Literatur

EU-Richtlinie 2010/32/EU. www.nadelstichverletzung.de/eu-richtlinie.html
Pflegeleitlinie Universitätsklinikum Heidelberg. www.klinikum.uni-heidelberg.de/Pflegeleitlinien.
    133798.0.html?&L=1

Intraoperative und postoperative Betreuung von Portpatienten

7

Birgit Appelhoff und Lisa Moser

Inhaltsverzeichnis

7.1 Allgemeines

Ein strukturiertes und gut organisiertes Management der verantwortungsvollen Betreuung ist ein wichtiger Baustein eines erfolgreichen Behandlungsverlaufs für einen Portpatienten. Die pflegerischen Maßnahmen sind hier ausschlaggebend.

Die Organisation der operativen Behandlung beginnt am OP-Tag mit der Aufnahme des Patienten über eine Tagesklinik/einen ambulanten Überwachungsbereich mit nahtloser Betreuung von der Aufnahme bis zur Entlassung mit dem Entlassungsgespräch von ärztlicher und pflegerischer Seite.

Die Implantation eines Ports kann in Vollnarkose oder in lokaler Anästhesie erfolgen. Eine weitere Möglichkeit ist die Kombination einer Analgosedierung in Kombination mit einem lokalen Anästhesieverfahren.

B. Appelhoff (✉) · L. Moser
Chirurgische Klinik und Klinik für Anaesthesiologie,
Universitätsklinikum Heidelberg, Heidelberg, Deutschland
E-Mail: Birgit.Appelhoff@med.uni-heidelberg.de

L. Moser
E-Mail: Lisa.Moser@med.uni-heidelberg.de

© Springer-Verlag GmbH Deutschland, ein Teil von Springer Nature 2020
R. Hennes und G. Müller (Hrsg.), *Portpflege,*
https://doi.org/10.1007/978-3-662-60483-0_7

▷ **Praxistipp** Die Patienten müssen zur Portimplantation nicht nüchtern sein, wenn die OP in lokaler Anästhesie erfolgt. Es ist dann sogar von Vorteil, wenn die Patienten gefrühstückt haben, da die Erfahrung gezeigt hat, dass sie entspannter und ruhiger sind und weniger über Übelkeit klagen.

Gründe für die Portimplantation in Intubationsnarkose
- Unverträglichkeiten/allergische Reaktionen auf Lokalanästhetikum
- Angstzustände/Phobien
- Implantation innerhalb einer weiteren operativen Behandlung in Vollnarkose
- Persönliche dringliche Gründe des Patienten
- Geistig behinderte Patienten und Kinder

7.2 Intraoperative Betreuung

Bei einer Portimplantation in Lokalanästhesie benötigt der Patient während des Eingriffs eine empathische Betreuung. Dies verlangt vom OP-Personal eine Kommunikation, die den Patienten Sicherheit und Vertrauen gibt.

In einigen Krankenhäusern ist es möglich, den Patienten im OP-Saal Musik hören bzw. seine Kopfhörer nutzen zu lassen, wenn er sehr aufgeregt ist.

▷ **Praxistipp** Vor allem bei längeren Eingriffen und Schwierigkeiten während der Implantation sollte das OP-Team dem Patienten gegenüber Ruhe bewahren und Kompetenz ausstrahlen.

Ist eine Nutzung des Ports unmittelbar am Tag der Implantation notwendig, kann der Operateur intraoperativ eine Portnadel einsetzen…kann der Operateur die Portnadel, nach Erstpunktion, belassen.

▷ Die Erstpunktion obliegt immer einem erfahrenen Arzt. Die intraoperative Portpunktion gilt als Erstpunktion (Abb. 5.2).

Intraoperative Probleme und Komplikationen
Da verschiedene intraoperative Probleme und Komplikationen auftreten können, ist eine ständige Überwachung des Patienten erforderlich. Insbesondere ist auf folgende Komplikationen zu achten:

- Herzrhythmusstörungen → Portkatheterspitze liegt zu tief im rechten Vorhof/Herzkammer
- Erschwertes Vorschieben des Katheters kann die Notwendigkeit einer Gefäßdarstellung mit Röntgenkontrastmittel zur Folge haben. Hierbei ist hinsichtlich der Nierenfunktion/-werte darauf zu achten, inwieweit eine Kontrastmittelgabe überhaupt möglich ist.
- Akut auftretende Unruhe- und Angstzustände

7.3 Postoperative Betreuung

Wird der Eingriff im Rahmen des ambulanten Operierens durchgeführt, kann der Patient bei unkompliziertem intraoperativem und postoperativem Verlauf nach Visite und Kontrolle der Vitalparameter entlassen werden. Nach der Portimplantation werden die Vitalzeichen des Patienten überprüft, und es werden ihm die speziellen Portdokumente (Portpass, OP-Brief, die Unterlagen des Portherstellers) ausgehändigt. Im Portzentrum Heidelberg erhalten alle Patienten zusätzlich eine Portbroschüre (Abb. 7.1) zur Information der Patienten und Angehörigen. Sind keine intra- und postoperativen Komplikationen aufgetreten, kann der Patient nach einem ausführlichen Beratungsgespräch die Klinik verlassen.

Informationen des Beratungsgesprächs
- Verwendetes Nahtmaterial (resorbierbar/nicht resorbierbar)
- Körperliche Schonung für ca. 2 Wochen. Der Patient sollte in dieser Zeit keine schweren körperlichen Arbeiten verrichten, nicht über Kopf arbeiten und Sportarten wie z. B. Tennis, Schwimmen und Kampfsport sowie schweres Heben von Lasten vermeiden, um eine ungestörte Wundheilung zu unterstützen
- Duschen ist ab dem ersten postoperativen Tag möglich
- Baden wird erst nach abgeschlossener Wundheilung empfohlen
- Umgang mit Schmerzmitteln
- Aufklärung über Infektionszeichen wie Rötung, Überwärmung, plötzlich wieder zunehmende oder neu auftretende Schmerzen im Bereich der Operationswunde
- Mitführen des Portpasses für alle radiologischen Untersuchungen (insbesondere CT- und MRT-Diagnostik)

> ▶ **Praxistipp** Das Lokalanästhetikum wirkt abhängig von der Wahl des Lokalanästhetikum zwischen 1 und 6 h. Da nach Wirkungsende noch Schmerzen auftreten können, wird der Patient mit einem Schmerzrezept (wird dem Patienten ein passendes Analgetikum rezeptiert) entlassen.

Bei allen Veränderungen und Unsicherheiten bezüglich des Ports, z. B. einem dauerhaften Fremdkörpergefühl, wird dem Patienten eine zügige Wiedervorstellung empfohlen.

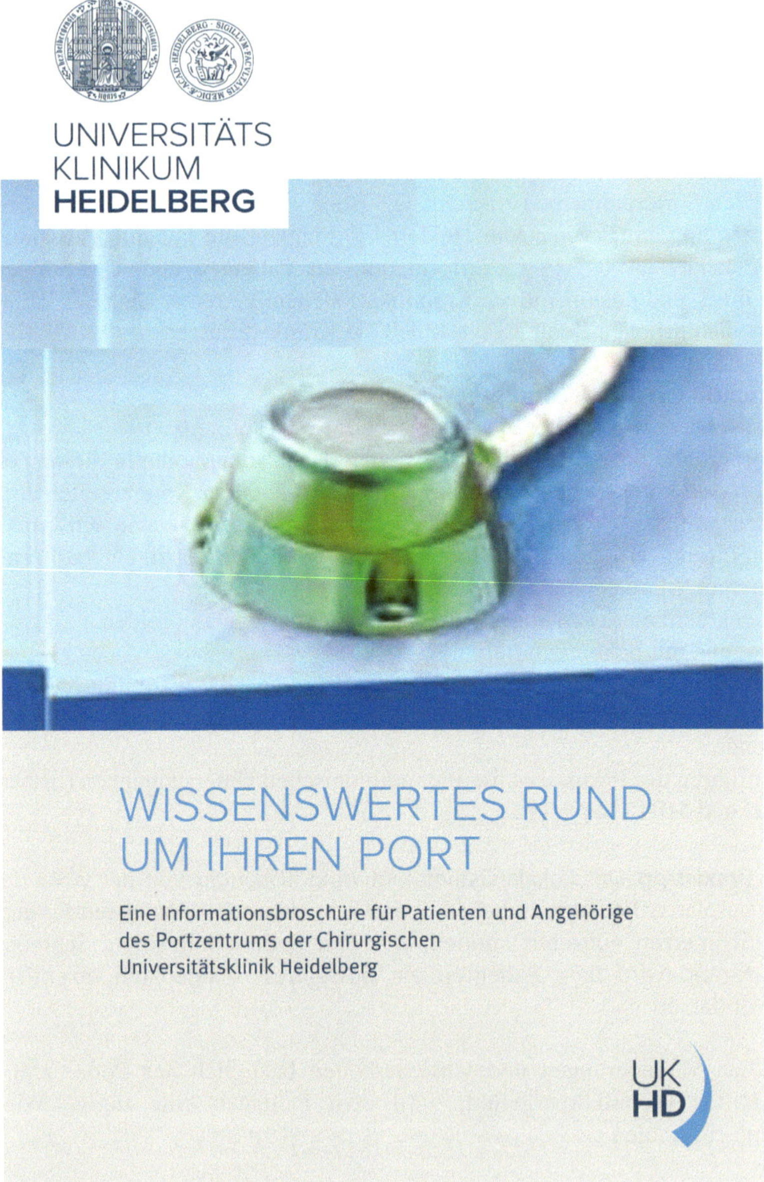

Abb. 7.1 Portbroschüre des Universitätsklinikum Heidelberg

7.4   Die erste Punktion

Die erste Überprüfung auf Funktionalität des Portsystems wird immer von dem zu implantierenden Arzt intraoperativ durchgeführt (Abb. 7.2).

Das Ertasten der Portkammer wird mit 2–3 Fingern einer Hand ausgeführt (Abb. 5.6a).

> **Praxistipp** Anhand des Ausmaßes der vorhandenen Subkutis wird die entsprechende Nadellänge ausgewählt. Da es durch die intraoperative Gabe des Lokalanästhetikums zu einer Anschwellung des Gewebes über der Portkammer kommen kann oder durch die Implantation manchmal Hämatome im Operationsgebiet entstehen, ist es möglich, dass nach abgeschlossener Wundheilung die Nadellänge korrigiert werden muss.

Fazit

Die empathische und verantwortungsvolle Überwachung und pflegerische Betreuung des Patienten intra- und postoperativ ist ein wesentlicher Bestandteil einer kompetenten Behandlung eines Portpatienten. Die Gewährleistung der Patientensicherheit und Minimierung von Risiken und Komplikationen steht hierbei im Vordergrund.

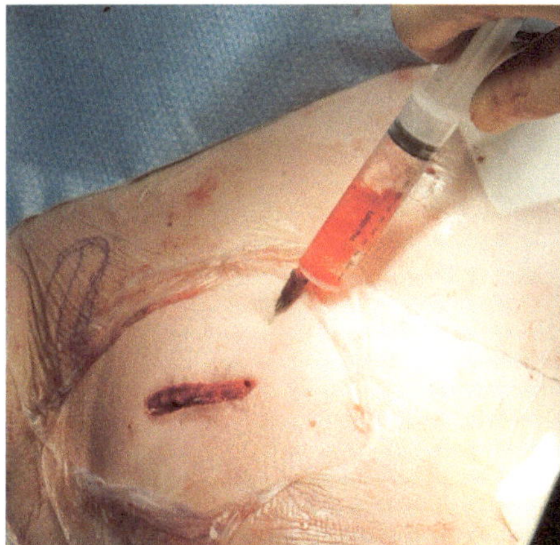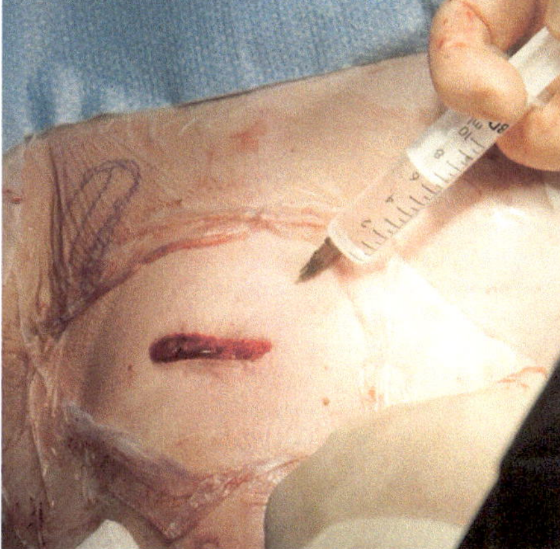

Abb. 7.2   a,b Intraoperativer Funktionstest. (Quelle: Rudolph, Universitätsklinikum Heidelberg)

Besonderheiten bei der Portpflege von onkologischen Patienten

8

Susann Eismann

Inhaltsverzeichnis

Die Onkologie ist das Haupteinsatzgebiet von Portsystemen. Viele Patienten sind aufgrund der Schwere ihrer Erkrankung auf einen dauerhaft sicheren Gefäßzugang angewiesen.

Während in der Kinderonkologie wegen des „Anstichtraumas" häufig Hickmann-Katheter zum Einsatz kommen, fällt die Wahl bei Erwachsenen fast immer auf einen Port. Viele Patienten haben einen schlechten Venenstatus, was periphere Venenverweilkanülen als Dauerlösung ausscheiden lässt. Es ist wichtig, Patienten schon zu Beginn der Therapie über Portsysteme aufzuklären. Hierbei spielt die Pflegefachkraft eine wichtige Rolle, da sie die onkologischen Patienten über die Vorteile eines Portsystems sensibel beraten kann, nachdem im Arztgespräch über die notwendige Zytostatikatherapie und Portsysteme aufgeklärt wurde.

S. Eismann (✉)
Nationales Centrum für Tumorerkrankungen (NCT) Heidelberg,
Universitätsklinikum Heidelberg, Heidelberg, Deutschland
E-Mail: susann.eismann@med.uni-heidelberg.de

© Springer-Verlag GmbH Deutschland, ein Teil von Springer Nature 2020   67
R. Hennes und G. Müller (Hrsg.), *Portpflege,*
https://doi.org/10.1007/978-3-662-60483-0_8
"

8.1 Der richtige Zugang für die Zytostatikatherapie

Die Wahl des optimalen Gefäßzuganges richtet sich nach der Dauer und Art der geplanten Therapie. Die Applikation von gefäßtoxischen Substanzen (z. B. Antrazykline) oder Zytostatikadauerinfusionen (z. B. über Elastomerpumpen) sollte nur über sichere zentrale Zugänge erfolgen. Die Gefahr einen Paravasates wird somit minimiert.

Bei schlechten Venenverhältnissen oder bei hoher Wahrscheinlichkeit einer zusätzlichen parenteralen Ernährung im Erkrankungsverlauf ist es wichtig, frühzeitig ein Portkathetersystem zu implantieren, um die Patienten nicht unnötig mit erfolglosen Venenpunktionen zu traumatisieren.

Bei der Versorgung der onkologischen Patienten mit einem Portsystem im tagesklinischen/ambulanten Bereich können unnötige Krankenhausaufenthalte verhindert werden, da eine ambulante Versorgung mit parenteraler Ernährung oder auch eine reine Flüssigkeitssubstitution schnell für den häuslichen Bereich organisiert werden kann.

8.1.1 Lagekontrolle der Portnadel

Nach dem aseptischen Legen der Portnadel ist es wichtig, die Lage zu kontrollieren. Es gibt Portsysteme, die immer rückläufig sind (Blut ist aspirierbar), bei einigen jedoch ist niemals Blut aspirierbar. Bei manchen Portsystemen ist nach einem Anstich Blut aspirierbar und dann wieder nicht. Ursächlich ist häufig ein Hypotonus (z. B. durch allgemeine Schwäche, starke Gewichtsverluste), mangelnde Flüssigkeitsaufnahme durch den Patienten (z. B. bei extremen Diarrhöen, Tumorkachexie, Aszites) oder die veränderte Lage der Portkatheterspitze an der Wand der Venae cava superior oder in einem Ostium der Venenwand.

Wenn ein Portsystem nicht rückläufig ist, muss trotzdem gewährleistet werden, dass die Portnadel richtig liegt. Auch wenn man beim Einstechen der Portnadel den Boden spürt, kann eine fehlende Aspiration von Blut sowohl Patient als auch Pflegepersonal irritieren. Eine Menge von 20–100 ml NaCl 0,9 % kann zur Lagetestung zügig infundiert werden. Die Applikation muss ohne Widerstand durchführbar sein und darf dem Patienten keine Schmerzen verursachen. Die Portumgebung muss dabei intensiv beobachtet werden. Wenn keine Schwellung auftritt, der Patient keine Schmerzen hat und die Einstichstelle nicht nass wird, dann liegt die Portnadel richtig und die Therapie kann gestartet werden.

> **Praxistipp** Portnadeln, die korrekt liegen, aber sehr schwergängig sind, können die Therapie erschweren oder unmöglich machen. Wichtig ist hierbei, dass durch einen Venenduplexschall oder eine Durchleuchtung eine Portthrombose und eine Dislokation des Portkatheterschlauches/Leckage ausgeschlossen werden kann.

Sehr selten kann ein Portkatheterschlauch im Patienten komplett abknicken oder dislozieren. Häufig liegt die Ursache bei extremen sportlichen Aktivitäten (z. B. Judo oder Squash). Ein Kribbeln im Nackenbereich des Patienten beim Spülen des Portsystems kann manchmal auf eine Dislozierung des Katheterschlauches hinweisen und bedarf einer chirurgischen Korrektur.

Bei adipösen Patienten ist es möglich, dass der Port sehr tief im Subkutangewebe liegt, was den Anstich zusätzlich erschwert. Bei diesen sehr übergewichtigen Patienten ist ein Kippen des Portes möglich oder sogar eine komplette Drehung, was einen Anstich erschwert oder unmöglich macht. Oft ist eine chirurgische Korrektur erforderlich. Ein korrekt angestochener tief liegender Port ist besonders gut zu fixieren und ggf. öfter während der Therapie zu kontrollieren. Gerade bei adipösen Patienten kann eine Dislokation der Portnadel aus der Silikonmembran erfolgen, indem die Subkutis gegen die Aufsatzplatte der Portnadel drückt und diese aus dem Septum disloziert. Der Anstich des Ports bei adipösen Patienten ist oft leichter im Liegen möglich. Ein Kissen im BWS Bereich ermöglicht eine optimierte V-Lagerung und der Port ist leichter punktierbar.

8.1.2 Fixierung der Portnadel für eine Zytostatikatherapie

Die Nutzung einer Portnadel mit integriertem Pflaster ist optimal, um Paravasate zu vermindern. Eine zusätzliche Abdeckung mit Klebeverband oder einem Folienverband vergrößert die Klebefläche. Es empfiehlt sich, den Portnadelschlauch zu fixieren. Der Verband muss bei Verschmutzung oder Durchnässung schnellstmöglich gewechselt werden und die Lage der Portnadel ist zu kontrollieren. Viele Patienten lassen sich die Portnadel im tagesklinischen/ambulanten Bereich unter dem Klebeverband oder Folienverband zusätzlich mit sterilen Kompressen polstern.

Wenn Portnadeln ohne integriertes Pflaster benutzt werden, ist eine sterile Abdeckung und je nach Aktivität des Patienten eine verstärkte Sicherung unabdingbar. Dabei können z. B. sterile Klammerpflaster hilfreich sein.

> **Praxistipp** Die Benutzung der optimalen Portnadellänge für den Patienten ist essenziell und um Paravasate zu verhindern. Eine zu kurze Nadel macht oft das Spülen des Ports nicht möglich und muss angepasst werden. Eine zu lange Nadel kann abbrechen oder schneller rausrutschen.

8.2 Komplikationen einer Zytostatikatherapie über einen Port

Die korrekte Benutzung eines Portkathetersystems zur Zytostatikatherapie verhindert keine Paravasate. Eine sorgfältige Prüfung der liegenden Portnadel durch das Pflegepersonal vor und während der Therapie ist essenziell. Zusätzlich muss auch der Patient sensibilisiert sein und sich bei Schmerzen, Schwellung oder nässendem Verband sofort melden. Bei Verdacht auf ein Paravasat ist die Therapie unverzüglich zu stoppen und die Portnadel zu testen. Falls es zu einem Paravasat kommt, ist ein Arzt hinzuzuziehen, damit dieser unverzüglich die substanzspezifischen Maßnahmen ergreifen kann (Abb. 8.1, 8.2 und 8.3).

▶ Es ist wichtig, die Portnadel nicht sofort zu entfernen, um eventuell noch etwas Paravasat des Zytostatikums über die Portnadel zu entfernen.

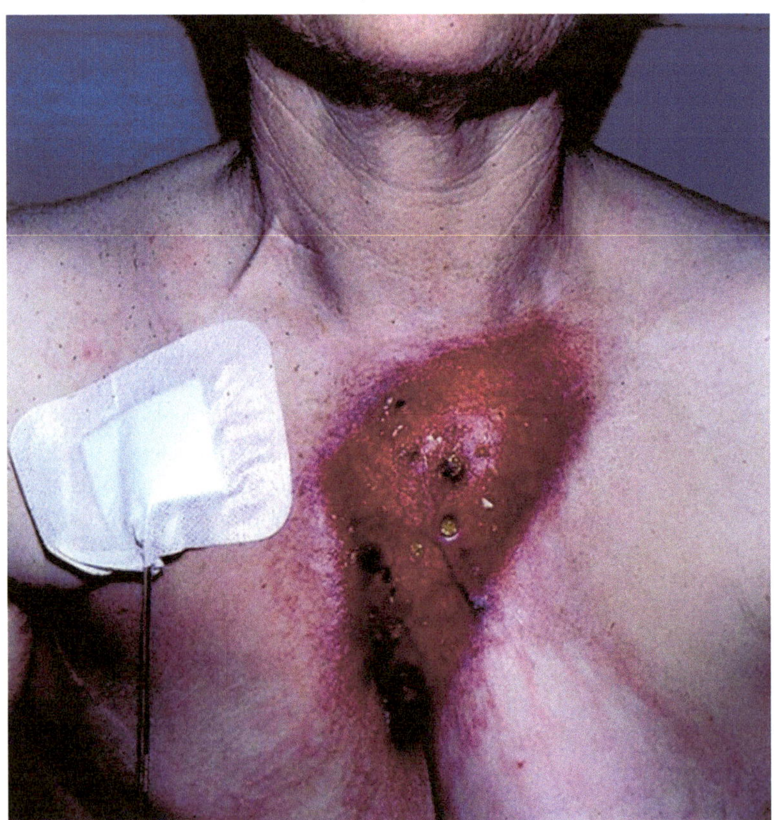

Abb. 8.1 Paravasation durch Doxorubicin. (Quelle: S. Eismann, NCT, Universitätsklinikum Heidelberg)

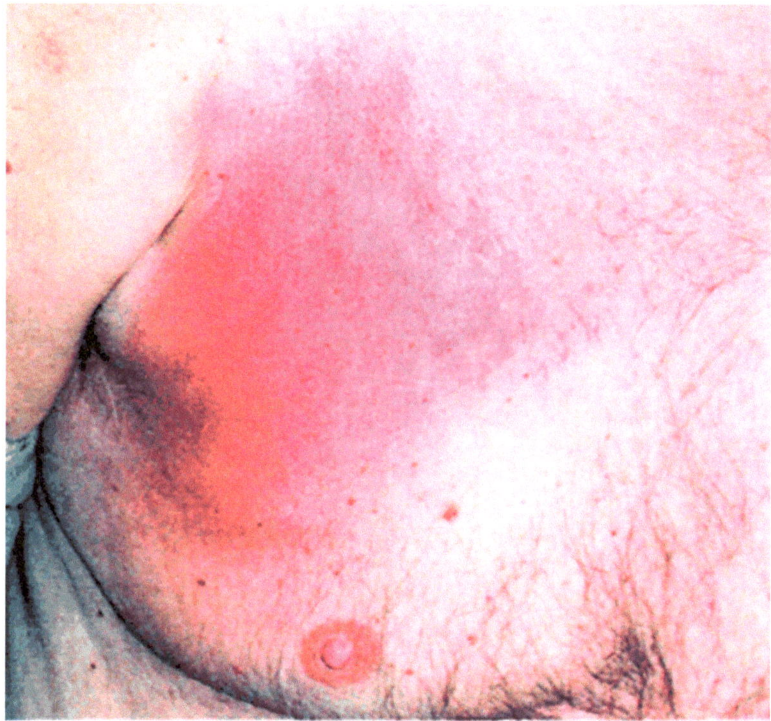

Abb. 8.2 Portparavasat Oxaliplatin. (Quelle: S. Eismann, NCT, Universitätsklinikum Heidelberg)

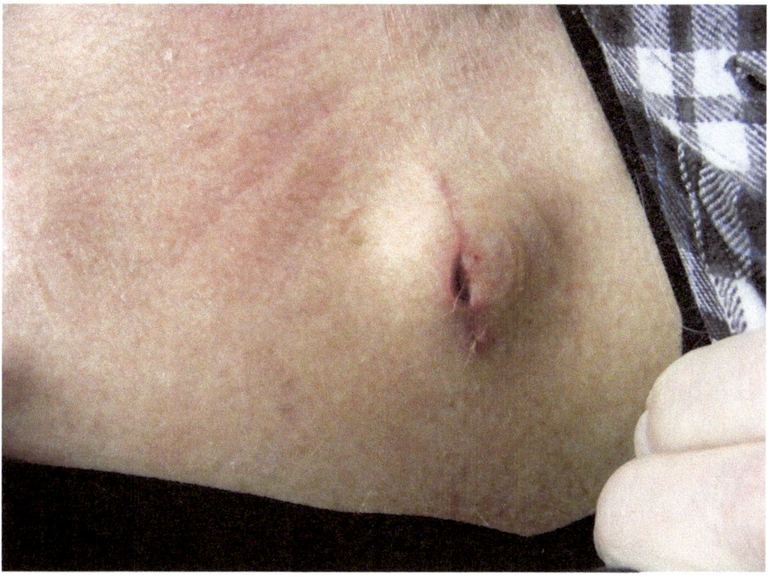

Abb. 8.3 Wundheilungsstörung unter Chemotherapie. Port wurde eine Woche zuvor implantiert. (Quelle: S. Eismann, NCT, Universitätsklinikum Heidelberg)

8.3 Laufgeschwindigkeit und Zytostatikatherapie mit Elastomerpumpen

In den letzten Jahren wurden fast nur noch Hochdruckports in Deutschland implantiert. Diese Ports können mit 5 ml/sec befahren werden. Wenn mehrere Infusionen gleichzeitig laufen, ist eine Anpassung an die maximale Gesamtlaufrate wichtig.

Häufig werden im tagesklinischen/ambulanten Bereich nach einer Zytostatikatherapie über Infusionen auch Medikamente per Elastomerpumpe infundiert. Dadurch ist es möglich, Medikamente, die mehrere Tage laufen müssen, im häuslichen Umfeld zu verabreichen. Der Patient muss dafür im Umgang mit seiner Therapiepumpe gut geschult werden und eine gute Fixierung der Nadel ist unabdingbar. Am häufigsten wird in diesen Pumpen 5-Fluoruracil (5FU) verabreicht mit Laufzeiten von 1–7 Tagen. Eine Therapie mit Elastomerpumpen ist im häuslichen Umfeld nur über einen zentralen Zugang möglich, wobei ein Portkathetersystem zu favorisieren ist. Der Pumpenanschluss sollte dabei immer mit Klebeverband oder Verbandsfolie fixiert werden. Nach Beenden der Zytostatikatherapie, unabhängig davon, ob über Infusion oder Elastomerpumpe, ist der Port zunächst mit Trägerlösung nachzuspülen. Als Abschluss vor dem Entfernen der Portnadel muss das Portsystem mit 30 ml NaCl 0,9 % mit Push and Go Technik zügig gespült werden.

Die Laufgeschwindigkeit einer Elastomerpumpe variiert etwas – je nach Aktivität des Patienten dessen Körpertemperatur und der Umgebungstemperatur. Auch ein schwergängiges Portkathetersystem kann die Laufzeit beeinflussen und unnötig verlängern. Deshalb ist es wichtig, dass bei schwergängigen Portsystemen die Ursache (zu kurze Nadel, zu dünne Nadel, Portthrombose, abgeknickter Portkatheter etc.) herausgefunden und das Problem behoben wird. Eine Dokumentation der maximal möglichen Laufzeit ist als Verlaufskontrolle sinnvoll.

Bei der Therapie über Elastomerpumpen kann sich die Portnadel bei aktiven, adipösen oder auch unruhig schlafenden Patienten aus dem Port etwas „herausarbeiten" und nicht mehr durchgängig sein. Die Nadel liegt dann nicht mehr optimal in der Portkammer, sondern steckt mit der Nadelspitze teilweise in der Portmembran. Durch einen leichten Druck mit der flachen Hand auf die liegende Portnadel kann die Lage oft wieder korrigiert werden, ohne die Nadel wechseln zu müssen. Falls damit kein Erfolg erzielt wird, muss der Port durch Spülen der Portnadel mit NaCl 0,9 % und Nadelwechsel auf Funktionstüchtigkeit getestet werden.

> Um sicherzugehen, was für einen Portsystem implantiert wurde, ist es für den Patienten wichtig, den Portausweis immer bei sich zu tragen. Darin sind wichtige Anwendungsempfehlungen des Herstellers vermerkt.

8.4　Besonderheiten von Armports und Leistenports

Armports werden nur noch sehr selten implantiert, da durch den langen Katheterschlauch eine erhöhte Thromboseneigung besteht. Diese Ports sind in der Nähe der Armbeuge implantiert. Zusätzlich schränken sie die Armbeugung ein und können auch Druckschäden an Nerven und Gefäßen des Arm verursachen.

Bei Patienten mit ausgedehnten Thrombosen im Thoraxbereich ist manchmal nur noch die Implantation eines Leistenports möglich. Ist die Portkammer des Leistenports auf dem Musculus tensor faszia latae – an der Oberschenkelaußenseite, proximal – platziert, kann er sehr einfach punktiert werden und zeigt keine erhöhte Infekthäufigkeit. Der Patient sollte beim Anstich bequem gelagert und während der Infusion nicht mobilisiert werden. Eine gute Intimhygiene des Patienten vermindert Infekte. Nach Infusionen über einen Arm- oder Leistenport empfiehlt es sich mit mindestens 20ml NaCl 0,9% mit Push and Go Technik nachzuspülen.

8.5　Parenterale Ernährung über einen Port

Patienten, die parenteral ernährt werden, haben an das Portkathetersystem besondere Ansprüche. Auch hier ist die Beachtung der Hygienerichtlinien und strenges aseptisches Vorgehen essenziell. Die Portnadel muss einen möglichst großen Innendurchmesser aufweisen (19 G oder 20 G), da die hochkalorischen Nährstoffmischungen zähflüssig sind und den Port verkleben können. Nach der parenteralen Ernährung muss immer unverzüglich mit mindestens 20 ml NaCl 0,9 % zügig nachgespült werden. Noch besser ist es, 30 ml NaCl 0,9 % in Push-and-Go-Technik anzuwenden.

Die Portnadel ist alle 5–7 Tage zu wechseln. Beim Nadelwechsel muss die Einstichstelle immer variiert werden, um Nekrosen, Druckstellen und Stanzdefekte an der Einstichstelle zu verhindern.

Eine tägliche Inspektion der Einstichstelle und die Lagekontrolle der Portnadel vor der parenteralen Ernährung kann Portinfekte vermindern und Paravasate durch hochkalorische Nährlösungen verhindern.

> Mit Portsystemen arbeiten viele verschiedene Berufsgruppen. Nicht immer ist das aseptische Handling für alle Benutzer geläufig. Es ist umso wichtiger, dass auch der Patient wichtige Handlungsschritte im Umgang mit seinem Portsystem kennt und auf die Wichtigkeit von Desinfektion und Nadelwechsel immer wieder hinweist. Die Schulung von Patienten und Angehörigen bekommt hier eine zunehmende Bedeutung.

Portversorgung in der ambulanten Pflege

Halka Nehring und Anna Schäfers

9

Inhaltsverzeichnis

Nicht nur im stationären Setting, sondern auch im ambulanten Bereich stellt der Port als jederzeit verfügbarer und häufig punktierbarer Gefäßzugang die Grundlage für die Therapie mit hyperosmolaren Infusionen, wie sie parenterale Ernährung

H. Nehring (✉)
Peine, Deutschland

A. Schäfers
Hohenzollern Apotheke, Sterilherstellung & Homecare, Münster, Deutschland
E-Mail: a.schaefers@hohenzollern-apotheke.de

© Springer-Verlag GmbH Deutschland, ein Teil von Springer Nature 2020
R. Hennes und G. Müller (Hrsg.), *Portpflege*,
https://doi.org/10.1007/978-3-662-60483-0_9

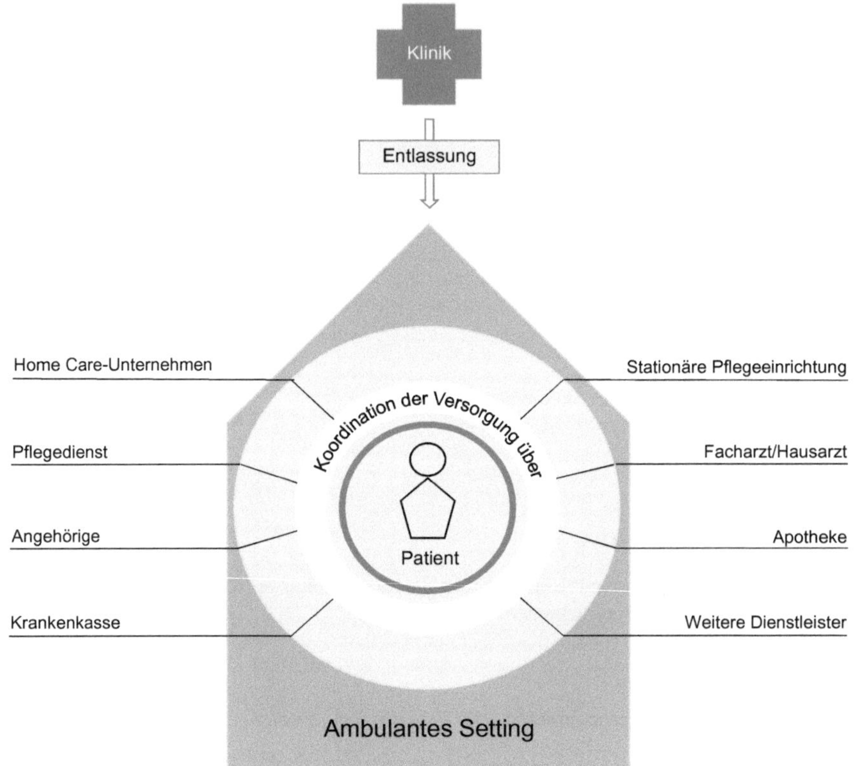

Abb. 9.1 Kommunikations- und Handlungspartner in der ambulanten Versorgung

und Zytostatikainfusionen verkörpern, dar. Damit wird dem Patienten ermöglicht, seine benötigte Therapie in seinem gewohnten Umfeld zu erhalten bzw. fortzusetzen. Häufig geht dies mit einem besseren Therapieoutcome und einem Zugewinn an Lebensqualität einher. Um dies zu ermöglichen, bedarf es einer gut vernetzten Zusammenarbeit der an der Versorgung beteiligten Berufsgruppen. Dazu gehört unabdingbar ein engmaschiges Informations- und Kommunikationsnetz, in das auch der Patient und dessen Angehörige eingebunden werden (Abb. 9.1).

9.1 Aufgabenbereiche

9.1.1 Arzt

Laut Beschluss des Gemeinsamen Bundesausschusses (G-BA) vom 17.12.2015 können Krankenhausärzte im Rahmen des Entlassmanagements wie Vertragsärzte häusliche Krankenpflege von bis zu 7 Kalendertagen nach der Entlassung verordnen (G-BA 2015b). Des Weiteren wird die Informationsweitergabe über getätigte Verordnungen an den weiterbehandelnden Vertragsarzt geregelt, um eine „nahtlose Anschlussversorgung" zu gewährleisten (G-BA 2015a). Damit sollte eine bis zu diesem Zeitpunkt immer wieder auftretende Versorgungslücke, z. B. an Wochenend- und Feiertagen, geschlossen werden. Entlassrezepte, die die umgehende Versorgung mit Arznei- und Hilfsmitteln für ebenfalls 7 Kalendertage, und somit eine nahtlose Versorgung zu jedem Zeitpunkt, ermöglichen, finden hier jedoch nur langsam Einzug.

Der ambulante Vertragsarzt in Praxis bzw. Medizinischem Versorgungszentrum (MVZ) verordnet auf Basis der „Richtlinie des G-BA über die Verordnung von häuslicher Krankenpflege (Häusliche Krankenpflege-Richtlinie)" die weitere häusliche Versorgung im Rahmen der ambulanten Pflege (G-BA 2015b). Der Umfang der Maßnahmen und die Verordnungsfähigkeit richten sich nach dem individuellen Bedarf des Patienten und dem Leistungsverzeichnis. Die Verordnung erfolgt auf dem Vordruck „Verordnung häuslicher Krankenpflege"; anzugeben sind die relevanten Diagnosen, die zu erbringenden Leistungen sowie Beginn, Häufigkeit und Dauer der Maßnahmen.

Der Krankenhaus- bzw. Vertragsarzt legt das jeweilige Behandlungsregime fest und stellt dieses dem Versorger und dem Pflegedienst schriftlich zur Verfügung. Der Vertragsarzt verordnet zudem vor dem ambulanten Behandlungsbeginn die für die Therapie benötigten Arznei-, Heil- und Hilfsmittel. Die Übertragbarkeit ärztlicher Tätigkeiten auf examinierte Pflegefachkräfte (z. B. Portpunktion) ist in der „Übertragungsrichtlinie des G-BA" vom 21. März 2012 geregelt (G-BA 2012), sie ist patientenbezogen und bedarf ebenfalls der Schriftform. Im Verlauf der Behandlung sind alle Änderungen der Therapie schriftlich zu dokumentieren.

Bei Auffälligkeiten, Problemen und Unsicherheiten ist eine zeitnahe Rücksprache mit dem Arzt und die Information der anderen an der Versorgung Beteiligten für einen optimalen Behandlungsablauf und -erfolg unerlässlich.

9.1.2 Case Management/Entlassmanagement/ Überleitungsmanagement

Der nahtlose Übergang vom stationären in den ambulanten Versorgungsbereich erfordert eine möglichst frühzeitige und sorgfältige Planung, Abstimmung und Überwachung. Seit 2007 haben Patienten einen gesetzlichen Anspruch „auf ein Versorgungsmanagement insbesondere zur Lösung von Problemen beim Übergang in die verschiedenen Versorgungsbereiche"; dies umfasst auch die fachärztliche Anschlussversorgung. Die betroffenen Leistungserbringer sorgen für eine sachgerechte Anschlussversorgung des Versicherten und übermitteln sich gegenseitig die erforderlichen Informationen. Sie sind zur Erfüllung dieser Aufgabe von den Krankenkassen zu unterstützen", geregelt im § 11 (4) SGB V im „Gesetz zur Stärkung des Wettbewerbs in der gesetzlichen Krankenversicherung" (SGB V 2020). „Das Versorgungsmanagement und eine dazu erforderliche Übermittlung von Daten darf nur mit Einwilligung und nach vorheriger Information des Versicherten erfolgen" (SGB V 2020).

In vielen Kliniken haben sich in den letzten Jahren professionelle Teams, meist bestehend aus Pflegefachkräften und/oder Sozialdiensten, etabliert. Ein einheitliches Vorgehen für das Schnittstellenmanagement gibt es aber nicht. Die Meldung der Patienten kann sowohl über die Station als auch über den Sozialdienst oder das Entlassmanagement erfolgen. Die Auswahl der Leistungserbringer kann direkt (Dienstleister und Pflegedienst werden nach Absprache und mit Einverständnis des Patienten vom Krankenhaus angefordert) oder indirekt erfolgen (ein involvierter Pflegedienst empfiehlt nach Absprache und mit Einverständnis des Patienten einen Dienstleister aus seinen vorhandenen Netzwerkpartnern oder umgekehrt).

Der ambulant verordnende Arzt sollte bereits während des stationären Aufenthaltes des Patienten über die geplanten Behandlungsmaßnahmen informiert werden.

9.1.3 Homecare-Unternehmen/Dienstleister

Ambulante Versorger, bekannt auch als Homecare-Unternehmen, haben ihr Betätigungsfeld in der komplexen und spezialisierten Versorgung und Betreuung von Patienten im häuslichen Umfeld. Sie arbeiten in enger Zusammenarbeit mit Ärzten, Pflegediensten, Krankenkassen und einer oder mehreren kooperierenden Apotheken. Innerhalb des Homecare-Unternehmens gibt es verschiedene Strukturen. Die Mitarbeiter des Außendienstes erfüllen im Rahmen der komplexen Versorgungssituation als zentrales Element die Aufgaben eines Care-Managers: Sie kommunizieren mit den beteiligten Berufsgruppen, den Patienten und deren Angehörigen und sorgen bei Bedarf als äußere Schnittstelle für den problemlosen Übergang von der stationären in die ambulante Versorgung. Um eine optimale Versorgungssituation zu schaffen, ist eine frühzeitige Information über die geplanten Maßnahmen wünschenswert. So können bereits im Vorfeld Probleme erkannt und gelöst werden. Der persönliche Kontakt zum Patienten ist unabdingbar. Bei einem ersten Termin, der bei Übernahme aus dem stationären Bereich bereits im Krankenhaus erfolgen sollte, werden sowohl die medizinische als auch die soziale Anamnese (Wohnsituation, Angehörige) erhoben. Der Patient bzw. die Angehörigen/Betreuer werden zudem über das Patientenwahlrecht (Wahl eines Versorgers, Datenschutzrichtlinien für die Versorgung) den Ablauf der geplanten Therapiemaßnahmen, eventuell anfallende Kosten wie gesetzliche Zuzahlungen aufgeklärt und weitere Fragen beantwortet.

Der Care-Manager nimmt Kontakt zum ambulanten Verordner auf und klärt das weitere Versorgungs- und Rezeptmanagement. Alle relevanten Informationen werden zeitnah allen Kooperationspartnern mitgeteilt.

Je nach Absprache schult der Care-Manager die Pflegefachkräfte des ambulanten Pflegedienstes, der stationären Pflegeeinrichtungen und/oder die Patienten und deren Angehörige im Umgang mit einzusetzenden Medizinprodukten (Einweisung nach MPBetreibV, § 5 Abs.1 Nr. 2 MPBetreibV) (MPBetreibV 2020), den Materialien und erläutert besondere hygienische Maßnahmen.

Im Laufe der Versorgung erfolgen über den Care-Manager regelmäßige Hausbesuche bzw. Verlaufskontrollen. Diese werden schriftlich dokumentiert und dem Verordner mitgeteilt. Über einen 24-h-Bereitschaftsdienst wird eine ständige Erreichbarkeit in technischen Notfällen gewährleistet.

Einen unverzichtbaren Gegenpart zum Care-Manager stellt die Sachbearbeitung im Innendienst und die angegliederte Logistik des Homecare-Unternehmens dar. Verschiedene Berufsgruppen arbeiten hier eng zusammen, um eine zeitnahe und nach den Richtlinien der Krankenkassen konforme Versorgung zu gewährleisten. Die Pflege der Kundendaten auf einer zentralen Plattform, die Bearbeitung der Bestellung des Außendienstes inklusive des Rezeptmanagements sowie die Anfrage bei den Kostenträgern auf Leistungserstattung stellen die zentralen Aufgaben des Innendienstes dar. Darüber hinaus fungiert der Innendienst als Back-up für den Care-Manager, um Versorgungen reibungslos zu ermöglichen. Zudem werden von hier die Bestellungen an die weiteren Kooperationspartner, z. B. die Apotheke, weitergegeben.

9.1.4 Apotheke

Die über den Port verabreichten Infusionen stellen apothekenpflichtige und meistens auch verschreibungspflichtige Arzneimittel dar. Grundsätzlich ist jede Apotheke in der Lage, die benötigten Fertigarzneimittel über ihren Großhandel zu beziehen und dem Patienten nach Vorlage der Verordnung zu übergeben. Werden jedoch individuell auf den Patienten zugeschnittene Arzneimittel benötigt, muss die Apotheke für die Herstellung der entsprechenden Rezepturen spezielle Reinräume vorweisen. Die Beschaffenheit und Ausstattung sowie Validierung der Reinräume ist in der Apothekenbetriebsordnung (ApBetrO), in den Leitlinien der Bundesapothekenkammer sowie im QM-Handbuch der Apotheke beschrieben. Die Einhaltung der Vorgaben wird regelmäßig durch den zuständigen Amtsapotheker überprüft. So muss die Keim- und Partikelfreiheit im Reinraum und in den hergestellten Produkten regelmäßig über externe Firmen bestätigt werden. Spezielle Schleusensysteme und Reinraumbänke mit entsprechenden Lüftungsanlagen sowie geschultes pharmazeutisches Personal sind notwendig, um die Keim- und Partikelfreiheit im Produkt zu gewährleisten (ApBetrO 2020; Leitlinie der Bundesapothekenkammer 2019)

Die steht im ständigen Kontakt zum Care-Manager, um für den Patienten anwendungsfreundliche Therapieoptionen zu gestalten. Das pharmazeutische Wissen ist zudem in der Einstellung von Schmerz- und Ernährungstherapien sowie Antibiosen unverzichtbar. Stabilitätsanfragen und das Erarbeiten von Therapiealternativen bedürfen einer engen Kommunikation zwischen Arzt und Apotheker.

9.1.5 Krankenkassen

Alle Partner der Versorgung im ambulanten Bereich sind an die Vorgaben und Fristen der Krankenkasse des Patienten gebunden. Um während oder nach

Beendigung der Therapie Regresse und Retaxationen zu vermeiden, sollte die Kostenübernahme und Verordnungsfähigkeit vor Behandlung bzw. Lieferung hinreichend geklärt sein. Dies stellt die versorgenden Parteien oft vor logistische und zeitliche Probleme, da der tatsächliche Therapiebedarf erst kurz vor Entlassung des Patienten geklärt ist.

Maßgebend für die Kostenübernahme ist § 12 SGB V Absatz (1): „Die Leistungen müssen ausreichend, zweckmäßig und wirtschaftlich sein; sie dürfen das Maß des Notwendigen nicht überschreiten. Leistungen, die nicht notwendig oder unwirtschaftlich sind, können Versicherte nicht beanspruchen, dürfen die Leistungserbringer nicht bewirken und die Krankenkassen nicht bewilligen."

Grundlage für die ärztliche Verordnung der Therapie ist die Richtlinie des Gemeinsamen Bundesausschusses in der jeweils aktuell gültigen Fassung (§ 92 Abs. 1 SGB V). Diese ist für alle Leistungserbringer/Vertragspartner (Fachhandel, Apotheken, Pflegedienste, Ärzteschaft) verbindlich und weist den Ärzten die Entscheidung über die Verordnung zu (Verordnungshoheit). Trotz der Verordnungshoheit bedarf es in der Versorgung mit Hilfsmitteln und in der Betreuung durch einen Pflegedienst oftmals einer gesonderten Genehmigung durch die Krankenkasse. Letztere hat nach § 13 Abs. 13a SGB V nach Antragseingang bis zu 3 Wochen Zeit, den Antrag zu genehmigen. Ein Zeitraum, der die Versorger in der Praxis dazu zwingt, ohne vorherige Genehmigung auf eigene Kosten oder auf Kosten des Patienten zu versorgen, um die lückenlose Versorgung ab dem Entlassungstag zu sichern.

> **Praxistipp**
> - Durch die hohe Summe an Zuzahlungen ist die Befreiungsgrenze oft schnell erreicht!
> - Patienten aufklären und Befreiungsgrenze klären lassen.
> - Jede geleistete Zuzahlung kann zudem als „außerordentliche Belastung" in der Steuererklärung angegeben werden.
> - Viele private Krankenkassen ermöglichen nach Unterzeichnen einer Abtretungserklärung, dass Vertragspartner direkt mit ihnen abrechnen können. Dies stellt eine enorme Entlastung für Patienten und Angehörige dar, die durch die hohen Rechnungen oftmals stark verunsichert sind.

9.1.6 Ambulanter Pflegedienst

In der qualifizierten Versorgung von Patienten mit Portsystemen spielen ambulante Pflegedienste eine zentrale Rolle. Sie sind in der Regel am häufigsten vor Ort und erster Ansprechpartner für Patienten und Angehörige.

Die Übernahme des Patienten erfolgt in der Regel nach Meldung durch das Krankenhaus, den niedergelassenen Arzt/das MVZ oder das Homecare-Unternehmen. Im Aufnahmegespräch werden alle relevanten medizinischen und sozialen Daten anamnestisch erfasst und die für die Pflege notwendigen

Maßnahmen eingeleitet. Die Beauftragung des Pflegedienstes wird mit Ausstellung der „Verordnung häuslicher Krankenpflege" durch den verordnenden Arzt und die Genehmigung der Leistungen durch die zuständige Krankenkasse wirksam; die Verordnung enthält neben den relevanten Diagnosen die zu erbringenden Leistungen sowie Beginn, Häufigkeit und Dauer der Maßnahmen. Alle verordnungsfähigen Maßnahmen sind im „Verzeichnis verordnungsfähiger Maßnahmen der häuslichen Krankenpflege (Leistungsverzeichnis) – Anlage zur Häuslichen Krankenpflege-Richtlinie nach § 92 Absatz 1 Satz 2 Nr. 6 und Absatz 7 SGB V" aufgeführt. Dort nicht aufgeführte Maßnahmen, z. B. die Portpunktion, dürfen laut „Übertragungsrichtlinie des G-BA" vom 21. März 2012 von examinierten Pflegefachkräften mit entsprechender formeller (theoretischer) und materieller (praktischer) Qualifikation ausgeführt werden, sind jedoch nicht erstattungsfähig.

In diesem Fall wird die Portpunktion oftmals an den Care-Manager oder spezielle Palliativ-Care-Teams delegiert. Seit dem 01. April 2007 haben Patienten mit entsprechenden Anspruchsvoraussetzungen ein Anrecht auf die Spezialisierte Ambulante Palliativversorgung (SAPV) gem. § 132d Abs. 2 und § 37b SGB V. Allerdings gibt es derzeit noch keine bundesweit einheitliche Vorgehensweise und Vergütung von SAPV.

9.1.7 Stationäre Pflegeeinrichtungen/Betreute Wohnformen

In den letzten Jahren nimmt die Zahl der über ein Portsystem versorgten Patienten, die Bewohner von stationären Pflegeeinrichtungen oder betreuten Wohnzentren sind, stetig zu. § 84 Abs. 1 SGB XI regelt die Bemessungsgrundsätze: „Pflegesätze sind die Entgelte der Heimbewohner oder ihrer Kostenträger für die teil- oder vollstationären Pflegeleistungen des Pflegeheims sowie für die Betreuung und, soweit kein Anspruch auf Krankenpflege nach § 37 des Fünften Buches besteht, für die medizinische Behandlungspflege" (SGB IX 2017). Das heißt, dass in stationären Pflegeeinrichtungen häufig die Entgelte für die Portversorgung durch examinierte Pflegefachkräfte bereits im Pflegesatz enthalten sind, abhängig vom Umfang der notwendigen Maßnahmen der Behandlungspflege. Hingegen findet in Betreuten Wohnformen der § 37 SGB V – Häusliche Krankenpflege Anwendung.

Bei Palliativpflege, Hospiz- und Palliativversorgung im Pflegeheim oder Altenheim trägt die Krankenkasse nach § 37b SGB V die Kosten für die Spezialisierte Ambulante Palliativversorgung (SAPV), die „ärztliche und pflegerische Leistungen einschließlich ihrer Koordination insbesondere zur Schmerztherapie und Symptomkontrolle" umfasst (SGB V 2016).

Die Verordnung der für eine Portversorgung benötigten Materialien und Medikamente übernimmt der behandelnde Haus- bzw. Facharzt, die Belieferung erfolgt in der Regel über ein kooperierendes Homecare-Unternehmen und/oder eine spezialisierte Apotheke.

9.2 Versorgungsarten

9.2.1 Parenterale Ernährung

Im Gegensatz zu peripheren Gefäßzugängen ist über einen zentralvenösen Zugang eine Infusion mit einer hohen Nährstoffkonzentration möglich. Bei peripheren Gefäßzugängen führt die Applikation bei der Gabe von hyperosmolaren Nährlösungsmischungen mit einer Osmolarität >800 mosm/l zu Venenreizungen (Jauch 2008).

Eine medizinische und soziale Anamnese, aktuelle Laborwerte und der derzeitige Ernährungsstatus sind zu erfragen. Spezialisierte Ernährungsfachkräfte berechnen das Ernährungsregime unter Beachtung aller ernährungsrelevanten Parameter und der Stabilität der Nährlösungsmischung. Besonders im Palliativbereich ist eine Risiko-Nutzen-Abwägung notwendig, denn die zu verabreichende Nährstoffmenge muss verstoffwechselt werden können. Die Leitlinien der jeweiligen Fachgesellschaften sind hier zu beachten (Körner et al. 2008).

In der Praxis haben sich aufgrund des geringeren Infektionsrisikos All-in-One(AIO)-Nährlösungsmischungen gegenüber einer Einzelkomponentenzufuhr durchgesetzt (Löser 2017). AIO-Nährlösungsmischungen gibt es als industriell hergestellte Standardformulierung, aber auch als für den Patienten individuell zusammengesetzte und im Reinraumlabor einer Apotheke hergestellte Rezeptur (sog. „Compounding").

Vorteile der Standardformulierungen liegen in der längeren Haltbarkeit und der einfachen Lagerung bei Raumtemperatur, während Compounding-Beutel zeitlich begrenzt haltbar sind (je nach Zusammensetzung und Ausgangslösung 6–28 Tage ab Herstellungsdatum) und im Kühlschrank gelagert werden müssen. Dafür ist beim Compounding eine speziell auf den Patienten zugeschnittene Zusammenstellung sowohl bei den Makro- als auch bei den Mikronährstoffen möglich.

Grundsätzlich sind Nährlösungen keine Trägerlösungen für Medikamente. Eine Zugabe von Medikamenten zu den Nährlösungsmischungen kann zu Ausfällungen des Arzneistoffes und zum Brechen der bei Nährlösungsmischungen vorliegenden Emulsion führen.

Der Einsatz einer Ernährungspumpe bietet gegenüber der Gabe per Schwerkraft eine höhere Sicherheit für eine gleichmäßige Substratgabe, wodurch die Verträglichkeit optimiert wird.

> **Praxistipp**
> - Ernährung muss meist über mindestens 10 h infundiert werden → Applikation über Nacht empfehlenswert
> - Mobilität des Patienten durch Einsatz von Ernährungspumpen und Rucksacksystem erhalten
> - Lagermöglichkeiten beim Patienten beachten (Mengen)
> - Nährlösungsmischungen (Standardware) und Materialien nicht auf Böden mit Fußbodenheizung lagern

9.2.2 Schmerztherapie

Pumpengesteuerte Schmerztherapien über Portsysteme sind aus der modernen Schmerztherapie nicht mehr wegzudenken. Sie ermöglichen im Gegensatz zur oralen Medikamentengabe oder zu Injektionen eine kontinuierliche Basistherapie mit Schmerzmitteln, die jederzeit den aktuellen Gegebenheiten durch Änderung der Laufrate angepasst werden kann. Darüber hinaus ermöglicht eine bedarfsorientierte Bolusgabe die Therapie von Schmerzspitzen und Durchbruchschmerzen. Bei der Umstellung von oraler oder transdermaler Schmerztherapie auf die intravenöse Gabe wird der aktuelle Bedarf an intravenösem Schmerzmittel pro 24 h mithilfe von Umrechnungstabellen, die die verschiedenen Applikationswege berücksichtigen, ermittelt.

Je nach Symptombild des Patienten kommen hier Monotherapien oder Mischtherapien mit zwei oder mehreren Komponenten zum Einsatz. Opioid- und Nichtopioid-Analgetika sowie Koanalgetika aus den Gruppen der Antidepressiva, Antipsychotika, Parasympatholytika finden hier Verwendung. Bei jeder Hinzunahme eines weiteren Arzneimittels sowie bei Dosisanpassungen muss die Kompatibilität der einzelnen Arzneistoffe untereinander sorgfältig geprüft werden. Jede Kristallbildung und Ausfällung kann das Portsystem gefährden sowie die Wirksamkeit der Schmerztherapie stark herabsetzen.

In der ambulanten Schmerztherapie kommen kleine und handliche Pumpen zum Einsatz, dem Patienten bleibt so eine größtmögliche Mobilität erhalten.

> **Praxistipp**
> - Haltbarkeit beachten! Bei Monotherapien ist die Stabilität deutlich höher als bei Mischtherapien.
> - Entlüftung von Medikamentenbeuteln und -systemen vor Anschluss überprüfen

9.2.3 Medikamentengabe

Besonders bei Zytostaikatherapie im Bereich der medikamentösen Tumortherapie bieten zentralvenöse Portsysteme deutliche Vorteile gegenüber anderen venösen Zugängen: Sie sind leicht und häufig punktierbar, lange (über Jahre) nutzbar, ermöglichen lange Infusionsdauern und die Gabe von Substanzen mit hoher Gewebetoxizität. Die Therapien sind fast immer ambulant durchführbar (Schweigert 2016).

Systemische Infektionen erfordern häufig über einen Zeitraum von mehreren Wochen eine mehrmals tägliche Gabe eines Antiinfektivums. Durch ein verfügbares Portsystem kann bei liegender Portnadel, guter Zusammenarbeit aller Therapiepartner und nicht zuletzt guter Verträglichkeit des Medikaments der Patient ambulant therapiert werden und in häuslicher Umgebung genesen. Auch im Bereich der Akutmedikation, z. B. bei neurologischen Erkrankungen, kommen Portsysteme als „Notfallzugang" immer häufiger zum Einsatz.

▶ **Praxistipp**
- Nach Medikamentengabe Port gut spülen mit 20–50 ml 0,9 % NaCl-Lösung
- Bei nicht ständig genutzten Ports regelmäßige Spülung nach ärztlicher Anordnung, in der Regel alle 4–6 Wochen,

9.3 Grundregeln für die ambulante Versorgung

9.3.1 Patient

„Aufklärung nimmt Ängste." Dieser Satz klingt einfach, die Umsetzung in der Praxis erscheint jedoch zeitweise schwierig. Voraussetzung hierfür ist der Aufbau eines stabilen Vertrauensverhältnisses mit dem Patienten und dessen Angehörigen. Dazu ist eine gute Kommunikation aller an der Versorgung Beteiligten notwendig. Die Kenntnis über den Wissens- und Aufklärungsstand des Patienten über seine Krankheit, Prognose und Therapie und, darauf aufbauend, mit- und aufeinander abgestimmte Therapieoptionen geben ihm Sicherheit und eine positive Einstellung für die Umsetzung der geplanten Maßnahmen. Die Patienten sollen einen möglichst genauen Überblick über den Therapieablauf haben, um bei auftretenden Abweichungen während der Versorgung gezielt nachfragen und bei Bedarf agieren zu können.

Viele Patienten sind verunsichert. Sie haben oftmals, in besonderem Maße im Palliativbereich, eine lange und vielschichtige Behandlungsgeschichte hinter sich. Zudem haben sie häufig stark belastende Nebenwirkungen der Therapien erlebt. Die Frage der Sinnhaftigkeit weiterer Maßnahmen und die Angst vor dem Ungewissen stehen deshalb immer wieder im Raum. Die subjektive Sicherheit des Krankenhauses mit jederzeit verfügbaren Fachkräften fehlt im ambulanten Bereich. Eine ausgeprägte Sensibilität, das Verständnis und das Vermitteln von Sicherheit gegenüber dem Patienten und seinen Angehörigen in Kommunikation und praktischer Arbeit sind unverzichtbare Grundlagen einer erfolgreichen Versorgung.

Der immer wieder von Patienten geäußerte Wunsch nach mehr Ruhe ist, wenn möglich, durch eine gute Planung, Organisation und Umsetzung in die Therapieoptionen und -pläne aufzunehmen und umzusetzen.

9.3.2 Ambulanter Pflegedienst/Homecare-Unternehmen

Grundlage der Patientenversorgung ist eine umfangreiche medizinische und soziale Anamnese. Dabei wird der Versorgungsumfang ermittelt und gemeinsam mit den Patienten die geplanten Einsatzzeiten besprochen. Es wird geklärt, welcher Dienstleister den 24-h-Bereitschaftsdienst übernimmt und wie dessen Erreichbarkeit gewährleistet ist. Die examinierten Pflegefachkräfte beider Dienstleister unterstützen die Patienten und Angehörigen während der gesamten Versorgungszeit.

▶ Voraussetzung für eine qualifizierte Betreuung ist, dass nur befähigtes und regelmäßig geschultes Personal, das sich sowohl mit den Materialien als auch mit der Versorgung von Portsystemen auskennt und sowohl die formelle (theoretische) als auch die materielle (praktisch erworbene) Qualifikation vorweisen kann, eingesetzt wird.

Problematisch erscheint, dass es derzeit keinen einheitlichen Schulungs- und Versorgungsstandard gibt. Verschiedene Anbieter (Hersteller, Homecare-Unternehmen, Kliniken) schulen teilweise sehr unterschiedliche Standards (Handschuhe vs. Non-Touch-Technik, Aufziehen von Ampullen mit vs. ohne Kanüle u. a.) in unterschiedlichem Umfang. Ein im Qualitätsmanagement erarbeiteter und im Qualitätshandbuch hinterlegter Standard sollte bei jedem ambulanten Pflegedienst für alle Mitarbeiter verbindlich festgelegt werden (Schweigert 2016). Regelmäßige Qualitätsaudits, auch in der praktischen Arbeit, sichern eine hohe Pflegequalität. Ziel hierbei ist das Aufdecken von Verbesserungspotenzialen.

Der durch verschiedene Standards entstehende unterschiedliche Materialbedarf ist durch regelmäßige Kommunikation zwischen ambulantem Pflegedienst und Care-Manager über benötigtes Material, eventuellen Mehrverbrauch und Änderungen zu klären.

Zu beachten ist, dass zusätzliche Leistungen, z. B. die Applikation von Taurolidin, meist nicht im Standard enthalten sind und separat geschult werden müssen. Rechtliche Fragen ergeben sich aufgrund der verschiedenen und teilweise wenig verbreiteten Beschlüsse und Richtlinien des G-BA, die die Leistungen der Häuslichen Krankenpflege teilweise nicht honorieren (z. B. Portpunktion), sie aber an anderer Stelle gestatten (Übertragbarkeit ärztlicher Tätigkeiten auf examinierte Pflegefachkräfte) (vgl. Kap. 4).

9.3.3 Hygiene

Das Einhalten einfacher Hygienemaßnahmen in der Portversorgung verhindert Kontaminationen und senkt deutlich das Infektionsrisiko (vgl. Kap. 3). Es ist stets darauf zu achten, dass erst aseptische und danach septische Arbeiten ausgeführt werden. Das Material für beide Tätigkeitsbereiche ist getrennt voneinander zu lagern.

Bereits beim Aufnahmegespräch sollte geklärt werden, dass Flüssigseife und saubere (Einmal-)Handtücher zum Händewaschen zur Verfügung stehen. Schmuck ist abzulegen. Handschuhe sollten bei jeder Tätigkeit am Port getragen werden. Desinfektionsmittel sind herstellergerecht anzuwenden und die Desinfektionszeiten sind unbedingt einzuhalten. Eine möglichst saubere Arbeitsumgebung sollte vorhanden sein, eine sterile Unterlage sichert dies zumindest für alle benötigten Materialien. Fenster und Türen im Therapieraum sind während der Behandlungsmaßnahme geschlossen zu halten. Haustiere sind aus dem Therapieraum zu entfernen. Alle im Raum befindlichen Personen sollten während der Vorbereitung und der Portversorgung einen Mundschutz tragen. Wie schon unter

Abschn. 9.2. beschrieben, sollten bei einer parenteralen Ernährung nur AIO-Nährlösungsmischungen verwendet werden. Es sind so wenig wie möglich Manipulationen am Port und den benötigten Materialien zu tätigen, alle unsterilen Anschlüsse, z. B. Konnektoren, sind vor jeder Maßnahme zu desinfizieren. Bei einer größeren Spülmenge können beispielsweise statt der gängigen 10-ml-Spritzen und -Ampullen 20-ml-Spritzen und -Ampullen verwendet werden, da dadurch die Anzahl der Manipulationen halbiert wird. Jede unnötige Portpunktion ist zu vermeiden, da diese das Infektionsrisiko erhöht und das Portsystem durch Fehlpunktionen gefährden kann (Hofmann 2016). Die Punktionsstelle ist großflächig von Kleidung zu befreien, um Kontaminationen zu vermeiden.

Der Patient sollte während der Versorgung am Port möglichst ruhig liegen, um nicht durch Bewegungen die Anschlussstellen und Materialien zu kontaminieren, im Bedarfsfall sind neue Materialien zu verwenden.

Die Portnadelleitung sollte möglichst weit entfernt von anderen, septischen Zugängen (Tracheostoma, Stoma) mit einer Universalbefestigung/Pflaster fixiert werden, gleichzeitig wird dadurch mechanischer Zug auf die Portnadel verhindert (Schulz-Stübner und Simon 2016).

Während aller Tätigkeiten am Port ist darauf zu achten, dass das System durch das Schließen der Klemme bzw. den Einsatz eines Konnektors geschlossen bleibt. Fehlende Konnektionssysteme, z. B. nach Therapien in Arztpraxis oder Klinik, sind durch die examinierten Pflegefachkräfte zeitnah zu ersetzen.

Grundregeln
- Unnötige Portpunktionen und -manipulationen vermeiden
- Hände waschen
- Handschuhe tragen
- Nitrilhandschuhe können laut DIN EN 374 desinfiziert werden
- Zur Portpunktion sterile Handschuhe verwenden
- Großflächigen Arbeitsbereich schaffen und Kontaminationen durch Entfernen der Oberbekleidung des Patienten vermeiden
- Desinfektionszeiten einhalten
- Arbeitsabläufe planen: Erst aseptische Arbeiten, dann septische Arbeiten.
- Getrennte Lagerung von Materialien für aseptische und septische Versorgung.

▶ **Praxistipp** Bei größeren Spülmengen 20-ml-Spritzen und -Ampullen verwenden.

9.3.4 Komplikationen

Okklusion
Sollte eine Okklusion des Ports vorliegen, werden, je nach ärztlicher Anordnung, maximal drei Spülversuche mit isotonischer Kochsalzlösung in einer

10-ml-Spritze unternommen. Bei fehlendem Erfolg ist eine Vorstellung in der Klinik notwendig, denn nur dort darf ein medikamentengestützter Spülversuch mit Urokinase unternommen werden (Hofmann 2016; Sucker 2016).

Spritzen mit einem kleineren Volumen als 10 ml sind für die Spülung aufgrund des hohen ausgeübten Drucks auf den Port nicht geeignet.

Infektion

Bei Rötungen und Schwellungen sowie Sekretaustritt aus der Einstichstelle ist Vorsicht geboten. Es ist zu erfragen, ob eventuell mechanischer Zug oder Druck auf die Punktionsstelle eingewirkt hat. Wird dies verneint, ist eine Portinfektion wahrscheinlich. In diesem Fall ist von einer weiteren Portpunktion abzuraten und der verordnende Arzt zeitnah zu informieren.

Gleiches gilt, wenn nach Infusionsanschluss plötzlich Schüttelfrost bzw. Fieber auftritt. In diesem Fall ist eine parenterale Ernährung sofort abzustellen und der Port vorsichtig und mit geringem Volumen zu spülen, um Okklusionen zu vermeiden. Der verordnende Arzt muss umgehend informiert werden, dies gilt auch bei einer laufenden Schmerztherapie.

Mechanische Probleme

Die häufigsten mechanischen Komplikationen in der Portversorgung treten in Form einer Dislokation der Portnadel durch das versehentliche Legen bzw. Treten auf das Infusionssystem bei mobilen Patienten auf. Die Patienten bzw. deren Angehörige werden vor Versorgungsbeginn aufgeklärt, ob eine sofortige Rücksprache mit dem ambulanten Pflegedienst bzw. Homecare-Unternehmen notwendig ist oder der nächste Einsatz abgewartet werden kann, dies ist von der Therapieart abhängig.

Durch fehlende Rückschlagventile kann es bei Schwerkraftversorgungen zum Rückfluss von Blut durch das Portsystem bis in die Infusionsleitung kommen. In diesem Fall ist immer eine zeitnahe Spülung erforderlich, um Okklusionen zu vermeiden.

Bei Schwerkraftversorgungen kann die Infusionsgeschwindigkeit durch die Lage des Patienten erhöht oder reduziert bzw. außer Kraft gesetzt werden. Auch hier ist eine Einweisung des Patienten für den Bedarfsfall notwendig.

Literatur

Apothekenbetriebsordnung (ApBetrO) (2020) Verordnung über den Betrieb von Apotheken. Zuletzt geändert durch Art. 2 G vom 13.1.2020

Gemeinsamer Bundesausschuss (2012) Richtlinie des Gemeinsamen Bundesausschusses über die Festlegung ärztlicher Tätigkeiten auf Berufsangehörige der Alten- und Krankenpflege zur selbständigen Ausübung von Heilkunde im Rahmen von Modellvorhaben nach § 63 Abs. 3c SGB V (Richtlinie nach § 63 Abs. 3c SGB V) in der Fassung vom 20. Oktober 2011, veröffentlicht im Bundesanzeiger Nr. 46 (S. 1128) vom 21. März 2012 und Nr. 50 (S. 1228) vom 28. März 2012 in Kraft getreten am 22. März 2012. Bundesanzeiger, Köln

Gemeinsamer Bundesausschuss (2015a) Bekanntmachung eines Beschlusses des Gemeinsamen Bundesausschusses über eine Änderung der Arzneimittel-Richtlinie (AM-RL): Entlassmanagement vom 17.Dezember 2015, veröffentlicht im Bundesanzeiger BAnZ AT 15.03.2016 B5 am 15.März 2016 in Kraft getreten am 16. März 2016. Bundesanzeiger, Köln

Gemeinsamer Bundesausschuss (2015b) Richtlinie des Gemeinsamen Bundesausschusses über die Verordnung von häuslicher Krankenpflege (Häusliche Krankenpflege-Richtlinie) in der Neufassung vom 17. September 2009, veröffentlicht im Bundesanzeiger 9. Februar 2010, in Kraft getreten am 10. Februar 2010, zuletzt geändert am 17. Dezember 2015, veröffentlicht im Bundesanzeiger AT 18.03.2016B3 vom 18. März 2016 in Kraft getreten am 19. März 2016. Bundesanzeiger, Köln

Hofmann HAF (2016) Postoperative Betreuung nach Portimplantationen. In: Hennes R, Hofmann HAF (Hrsg) Ports. Versorgungsstandards, Implantationstechniken, Portpflege. Springer, Berlin, S 97–108

Jauch KW et al (2008) 7: Technik und Probleme der Zugänge in der parenteralen Ernährung. In: Deutsche Gesellschaft für Ernährungsmedizin e. V. (Hrsg) DGEM-Leitlinien Enterale und Parenterale Ernährung. Kurzfassung. Thieme, Stuttgart, S 118–123

Körner U et al (2008) Anhang 2: Ökonomische, rechtliche und ethische Aspekte. In: Deutsche Gesellschaft für Ernährungsmedizin e.V. (Hrsg) DGEM-Leitlinien Enterale und Parenterale Ernährung. Kurzfassung. Thieme, Stuttgart, S 118–123

Leitlinie der Bundesapothekenkammer zur Qualitätssicherung: Aseptische Herstellung und Prüfung applikationsfertiger Parenteralika. Stand der Revision: 13.11.2019

Löser C (2017) Parenterale Ernährung – Grundlagen und Durchführung. Aktuelle Ernährungsmedizin 1:53–74

Schulz-Stübner S, Simon A (2016) Infektionen in der Portchirurgie, Prophylaxe, Therapie, Hygienestandards. In: Hennes R, Hofmann HAF (Hrsg) Ports. Versorgungsstandards, Implantationstechniken, Portpflege. Springer, Berlin, S 151–160

Schweigert M (2016) Portanwendung in der Chemotherapie und für sonstige Medikationen. In: Hennes R, Hofmann HAF (Hrsg) Ports. Versorgungsstandards, Implantationstechniken, Portpflege. Springer, Berlin, S 111–117

Sozialgesetzbuch (SGB) (2019) Sozialgesetzbuch (SGB XI) Elftes Buch Soziale Pflegeversicherung. Zuletzt geändert durch Art. 2 G vom 21.12.2019

Sozialgesetzbuch (SGB) (2020) Sozialgesetzbuch (SGB V) Fünftes Buch Gesetzliche Krankenversicherung. Zuletzt geändert durch Art. 5 G vom 10.2.2020

Sucker C (2016) Gerinnung, Thrombosen, Okklusionen in der Portchirurgie. In: Hennes R, Hofmann HAF (Hrsg) Ports. Versorgungsstandards, Implantationstechniken, Portpflege. Springer, Berlin, S 161–173

Verordnung über das Errichten, Betreiben und Anwenden von Medizinprodukten (Medizinprodukte-Betreiberverordnung – MPBetreibV) (2020) § 5 Besondere Anforderungen. https://www.gesetze-im-internet.de/mpbetreibv/. Zugegriffen: 11.3.2020

Versorgung spezieller Patientengruppen

10

Julia Winkler, Debora Stern, Bianka Walter und Damaris Weeber

Inhaltsverzeichnis

Der Umgang mit einem Portsystem ist für die betreuende Fachkraft vor allen Dingen bei kachektischen oder adipösen Menschen eine besondere Herausforderung. Die dadurch bedingte unterschiedliche Gewebedicke zwischen Portkammer und Hautoberfläche benötigt eine Anpassung der Portpflege.

Gerade bei onkologischen Patienten, die in der weiteren Behandlung auf einen Port angewiesen sind, kommt es zudem gehäuft zu Gewichtsschwankungen durch z. B. Mangelernährung oder Kortisonmedikation.

J. Winkler (✉) · B. Walter · D. Weeber
Klinik für Hämatologie, Onkologie und Rheumatologie,
Universitätsklinikum Heidelberg, Heidelberg, Deutschland
E-Mail: Julia.Winkler@med.uni-heidelberg.de

B. Walter
E-Mail: Bianka.Walther@med.uni-heidelberg.de

D. Weeber
E-Mail: Damaris.Weeber@med.uni-heidelberg.de

D. Stern
Klinik für Pädiatrische Onkologie, Hämatologie, Immunologie und Pneumologie,
Universitätsklinikum Heidelberg, Heidelberg, Deutschland
E-Mail: Deborah.Stern@med.uni-heidelberg.de

© Springer-Verlag GmbH Deutschland, ein Teil von Springer Nature 2020
R. Hennes und G. Müller (Hrsg.), *Portpflege*,
https://doi.org/10.1007/978-3-662-60483-0_10

Die Portpflege muss folglich durch die betreuende medizinische Fachkraft so vorgenommen werden, dass sie Kachexie, Adipositas und Gewichtsschwankungen berücksichtigt und immer wieder anpasst.

10.1　Kachektische Patienten

Durch Mangelernährung aufgrund von krankheits-, oder behandlungsbedingten Ernährungsstörungen kann bei Portanlage eine Kachexie vorliegen und es kann im Laufe der Behandlung einer Erkrankung zu starker Gewichtsabnahme kommen. Dies führt dazu, dass über der Portkammer, also zwischen der Portkammer und der Hautoberfläche, nur eine dünne Gewebeschicht besteht, und somit kein „Polster" bzw. Halt der Portnadel vorhanden ist.

Die Wahl der richtigen Nadellänge – hier die kleinstmögliche – bietet die Chance, den größten Teil der Nadel in die Portkammer einzustechen und somit einen stabilen Sitz zu erreichen.

Eine zu große und daher instabile Portnadel kann, bedingt durch die ständige Bewegung, eine Ausdehnung der Einstichstelle zur Folge haben. Nach dem Ziehen der Nadel wird dadurch die Wundheilung verlängert und vor allem beim direkten Wiederanstechen die Punktion erschwert.

Portnadeln unterscheiden sich sowohl in Länge als auch im Lumen der Nadel. Nicht alle Längen sind mit jedem Durchmesser erhältlich. Die erforderliche Lumengröße der Portnadel ist abhängig von den Flüssigkeiten, die über den Port verabreicht werden sollen. Bei parenteraler Ernährung sollte das Lumen mindestens 20 G betragen.

Die Punktion eines Ports bei einem kachektischen Patienten ist eine verhältnismäßig einfache Aufgabe. Die Portkammer ist, obwohl meistens flache (8–9 mm) Modelle mit kleiner Silikonmembran gewählt werden, gut sicht- und tastbar. Dies kann jedoch die Entstehung eines Stichkanals begünstigen. Aufgrund der optimalen Lokalisation der Portkammer und des geringen Durchmessers der Silikonmembran, entscheiden sich viele Punktierende für exakt die gleiche Einstichstelle, welche dann im Laufe der Zeit einen Stichkanal bildet, der sich nicht mehr verschließt (Abb. 10.1).

▶　**Praxistipp** Präventiv empfiehlt es sich, bewusst darauf zu achten, die Portkammer nicht ausschließlich zentral zu punktieren.

Das Gewebe über der Portkammer hat neben der Stabilisierung der Portnadel auch die Funktion, die Hautoberfläche „abzupolstern", um den Druck auf die Haut zwischen Flügel bzw. Halteplatte der Portnadel und Portkammer abzumildern. Ist die Subkutis zu dünn, kann es zu einer Druckstelle mit Ausbildung einer Nekrose durch die Portnadel selbst kommen. Beim Anlegen des Verbandes kann durch das Unterfüttern der Portnadel mit sterilen Schlitzkompressen ein zusätzliches Polster geschaffen werden. Außerdem sollte die Fixierung der Portnadel mit Pflaster nicht zu straff erfolgen, um nicht durch den Zug des Pflasters den Druck der Portnadel auf die Haut noch zu vergrößern.

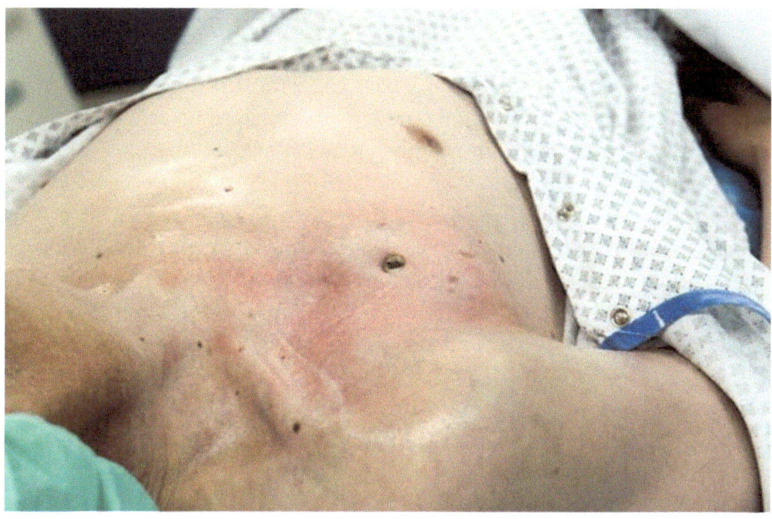

Abb. 10.1 Kachektischer Patient mit ausgedehntem Hautdefekt über der Portkammer. (Quelle: Rodrian, Universitätsklinikum Heidelberg)

Um ein eventuell entstehendes Druckulkus schnellstmöglich zu erkennen, muss der Verband spätestens alle 48 h gewechselt werden, sodass ein freier Blick auf die Portnadel und die Haut gegeben ist.

Der Patient sollte sinnvollerweise für alle Belange seines Portkatethers sensibilisiert werden. Die Pflegefachkraft kann ihn aktiv über die Risiken informieren und nach Schmerzen oder Brennen an der Einstichstelle und auch zu der Portumgebung befragen.

Kommt es in der Zeit nach der Portimplantation zu einer starken Gewichtsabnahme, wird das anfangs passende Reservoir zu groß. Durch die wegfallende Gewebepolsterung kann es zu Druckstellen der Haut kommen, sodass Nekrosen entstehen können. In diesem Fall muss der Port revidiert werden.

Prophylaktisch sollte im frühen Stadium der Behandlung eine Analyse des Ernährungszustandes und eine Ernährungsberatung mit Evaluation erfolgen, allerdings nicht nur wegen einer möglichen Nekrose oberhalb des Ports, sondern vor allem wegen der allgemein großen Gefahr der Tumorkachexie und den damit verbundenen Risiken.

▶   Größtmögliche Sicherheit gewährt die Wahl der richtigen Portnadellänge! Bestimmte Hersteller bieten Portnadeln ab 10 mm Länge an.

10.2 Adipöse Patienten

Auch zu viel an Gewebe beeinflusst die Portanlage und den späteren Umgang mit dem Portkathetersystem. Ähnliche Risiken bestehen dabei neben den adipösen Patienten auch bei Frauen mit großen Brüsten. Ursachen möglicher Probleme sind die Tiefe des Gewebes und die größeren Bewegungen bzw. Kräfte, die am Portkathetersystem, der Portnadel und der Portumgebung wirken.

Des Weiteren kann mit der Wahl eines größeren Portkörpers (12–13 mm) die Gewebetiefe etwas ausgeglichen werden. Die Platzierung erfolgt weiter sternal, wo das subkutane Fettpolster am geringsten ist (Abb. 5.5).

▶ **Praxistipp** Der adipöse Patient, aber auch Frauen mit großer Brust sollten beim Anstechen des Ports aufrecht sitzen, um das Weichteilgewebe über der Portkammer zu minimieren. Ausweichbewegungen des Patienten nach hinten beim Nadelstich können durch eine Sitzgelegenheit mit festem und hohem Rückenhalt vermieden werden.

Damit die Portkammer noch deutlicher präsentiert wird, wird die Person gebeten, die Schultern nach hinten zu nehmen und die Brust herauszustrecken. Falls möglich, kann auch der gleichseitige Arm auf den Rücken gelegt und kurz vor der Punktion tief eingeatmet werden.

Die punktierende Person kann durch die oben genannten Maßnahmen die Portkammer besser ertasten und hat somit für die anstehende Punktion gute Voraussetzungen. Nach den weiteren Vorbereitungen sollte der Port bei der Punktion mit drei Fingern fixiert werden, um ein Weggleiten zu vermeiden.

Die anschließende zusätzliche Fixierung der Portnadel gibt dieser einen sicheren Halt und verhindert so bei Bewegung die Dislozierung und ein damit verbundenes Paravasat.

▶ **Praxistipp** Jeglicher Klebeverband über dem sterilen Pflaster sollte nicht zu straff gezogen werden, da dann Spannungsblasen entstehen können.

Wenn dem Patienten Infusionen über Infusomaten verabreicht werden, kann ein immer wiederkehrender Druckalarm ein Hinweis darauf sein, dass die Portnadel nicht mehr richtig im Hohlraum der Portkammer liegt oder eine Okklusion im Portkatheter besteht. In diesem Fall muss die Lage der Portnadel kontrolliert und gegebenenfalls korrigiert werden.

▶ Aufgrund der insgesamt erhöhten Gefahr eines Paravasats beim adipösen Patienten und dadurch, dass ein Paravasat erst spät erkannt wird, ist die korrekte Lage der Portnadel besonders wichtig. Die Tiefe des Weichteilgewebes bietet Raum für große Flüssigkeitsmengen, bevor ein Paravasat von außen sichtbar wird.

Einer der wichtigsten Punkte zur Vermeidung eines Paravasats ist die richtige Nadellänge. Der verantwortliche Operateur oder die Pflegefachkraft trägt diese direkt nach der Implantation des Ports in den Portpass ein.

Vor dem Start jeder Infusion wird die korrekte Lage der Portnadel durch Aspiration von Blut kontrolliert. Bei Dauerinfusionen sollten Zwischenprüfungen stattfinden, wenn der Infusionsinhalt es zulässt. Hilfreich ist auch eine Sichtinspektion des Thorax, um die anatomischen Gegebenheiten des Patienten kennenzulernen. Im Verlauf der Infusionen wird dies wiederholt, wobei vor allem auf den Vergleich zwischen Portseite und gegenüberliegender Seite geachtet werden sollte (Abb. 5.4).

Bei kürzeren und hoch gewebetoxischen Therapien empfiehlt es sich, den Patienten zu bitten, sich in dieser Zeit möglichst wenig zu bewegen. Mit der Information über das Risiko erhält der Patient die Begründung für diese Einschränkung und kann durch Selbstbeobachtung mithelfen, ein Paravasat früh zu erkennen.

Ähnliches gilt direkt nach der Portimplantation zur Früherkennung einer Blutung bzw. eines Hämatoms, das aufgrund der Gewebetiefe erst spät zu sehen ist. Neben den Vitalparametern sollte die Portumgebung und zum Vergleich deren Thoraxgegenseite in den ersten beiden Tagen regelmäßig inspiziert werden. Prophylaktisch kann das Operationsgebiet nach der Implantation mit Coolpacks gekühlt werden. Sandsäcke, die eine mechanische Komprimierung des Wundgebiets ausüben sollen, sind für einige Patienten nach dem Ausklingen der Lokalanästhesie nicht tolerabel, vor allem wenn eine Portnadel intraoperativ zur baldigen Benutzung belassen wurde.

Adipöse Menschen haben oft eine stärkere Schweißbildung. Gerade in der Onkologie bedingen jedoch auch Nachtschweiß, Fieber und bestimmte Medikamente eine stärkere Feuchtigkeit der Haut. Dadurch löst sich der Verband und somit die Fixierung der Portnadel. Zusätzlich bewirken der Schweiß und das Offenliegen der Einstichstelle die Verunreinigung unterhalb der Portnadel.

Daher sollte eine regelmäßige Kontrolle des Verbandes erfolgen, die sowohl von der verantwortlichen Pflege als auch vom Patienten selbst durchgeführt werden kann.

▶ **Praxistipp** Im Handel befinden sich sterile Hautschutztücher (SKIN-PREP®), die die Hafteigenschaften von Klebeverbänden verbessern.

Im Allgemeinen ist bei der Punktion des Ports darauf zu achten, in welche Richtung der Verlängerungsschlauch abgeleitet wird. Dies ist direkt nach dem Anstechen durch Drehen der Portnadel zu beeinflussen und verhindert das Abrutschen des Schlauchendes in die Achselhöhle und somit eine Keimverschleppung.

▶ **Praxistipp** Die Abzweigung des Schlauchs an der Portnadel sollte in Richtung 8 Uhr zeigen und das Schlauchstück kann zusätzlich mit einem Pflasterstreifen gezügelt werden.

10.3 Patienten mit Systemerkrankungen

Als Systemerkrankungen werden Krankheiten bezeichnet, die sich auf ein Organsystem auswirken. Diese können die Haut, die Muskeln, das Bindegewebe, die Knochen, das zentrale Nervensystem und das Immunsystem, aber auch das blutbildende und lymphatische System betreffen. Häufig ist bei diesen Erkrankungen aufgrund von Therapie und supportiven Maßnahmen die Anlage eines Portsystems indiziert. Der Umgang mit Ports bei Patienten mit systemischen Erkrankungen stellt jedoch auch besondere Herausforderungen dar. Diese sollen im Folgenden anhand einzelner ausgewählter Erkrankungen verdeutlicht werden.

10.3.1 Hämatologische/Lymphatische Erkrankungen

Eine große Gruppe der Systemerkrankungen stellen die malignen Erkrankungen des blutbildenden und lymphatischen Systems dar. Am Beispiel der Leukämie soll nun die besondere Sorgfaltspflicht im Umgang mit dem Port aufgezeigt werden. Aufgrund der fehlerhaften Ausreifung der Leukozyten leiden Patienten mit einer Leukämie unter einer besonderen **Infektionsgefahr.** Zudem kommt es durch die Zytostatikatherapie zu einer weiteren Immunsuppression. Im Umgang mit Patienten, die an einer Leukämie erkrankt sind, und auch bei Patienten mit anderen systemischen Erkrankungen, ist es sehr wichtig, die Umgebungskeime auf ein Minimum zu reduzieren, da diese eine besondere Gefahr für die reduzierte Immunabwehr darstellen. Dies geschieht im Krankenhausalltag vor allem durch aseptisches Arbeiten am Patienten und das strenge Einhalten der Hygienerichtlinien.

Da diese Patienten sowohl durch ihre Grunderkrankung als auch durch die Therapie (z. B. Kortison, Zytostatika) über sehr schlechte Venenverhältnisse verfügen, stellt der Port einen sicheren Zugang für die Therapie dar. Darüber können alle notwendigen Therapeutika wie Zytostatika, Schmerzmittel, Antibiotika, parenterale Ernährungslösungen infundiert werden. Der sorgsame Umgang mit dem Port bei Patienten mit Systemerkrankungen ist besonders wichtig.

Folgende Grundsätze sollten berücksichtigt werden:

- Die Indikation zum Anstechen des Ports aus hygienischer Sicht muss streng gestellt werden, da eine liegende Portnadel stets eine Infektionsgefahr darstellt (z. B. sollte bei einer einmaligen Blutentnahme die Punktion einer peripheren Vene vorgezogen werden)
- Die Portpunktion erfolgt unter sterilen Kautelen (Kap. 6)
- Bei der Punktion ist darauf zu achten, dass der Schlauch in Richtung 8 Uhr liegt, um eine Ausrichtung in die Achselhöhle zu vermeiden (Keimverschleppung)
- Vor jedem Kontakt mit dem Portsystem erfolgt eine hygienische Händedesinfektion
- Zum Eigenschutz werden Einmalhandschuhe getragen
- Bei der Konnektion bzw. Diskonnektion von Infusionslösungen wird eine sterile Kompresse untergelegt und der Konus des Drei-Wege-Hahns mit einer Alkohollösung (z. B. Cutasept F®) sprühdesinfiziert
- Beim Verbandwechsel den Patienten darauf hinweisen, nicht zu sprechen und den Kopf zur Seite zu drehen (weg vom Port)
- Auf die maximale Liegedauer der Nadel **achten** (maximal 7 Tage)
- Tägliche Kontrolle der Portumgebung (z. B. Rötung, Schwellung)

- Verschmutzungen wie Blutreste am Konus sind mit einer sterilen Kompresse zu entfernen
- Den Patienten zur Selbstbeobachtung anleiten (z. B. Schmerzen, Schwellung)
- Patient über sachgemäßen Umgang mit seinem Port informieren und ihn ermutigen, nur geschultes Personal mit seinem Port umgehen zu lassen

> **Praxistipp**
> - Kommt es kurz nach Anstechen des Ports zu Fieber oder Schüttelfrost, ist immer an einen Portinfekt zu denken! (vgl. Kap. 5)
> - Bei immunsupprimierten Patienten gilt: So viel Manipulation wie nötig, so wenig wie möglich!
> - Wird der Port länger als 24 h nicht benutzt, sollte ein Portblock mit einem Antiseptika. z. B. Taurolidin bei immunsupprimierten Patienten erfolgen.

Im Zusammenhang mit Leukämien ist neben der Infektionsgefahr auch die erhöhte Blutungsneigung zu erwähnen. Die **Thrombopenie** kann als Begleiterscheinung der Grunderkrankung und auch als Folge der Zytostatikatherapie auftreten.

Direkt nach der Portimplantation kann die Hautumgebung für einige Tage eingeblutet und angeschwollen sein (Abb. 10.2). Bei Bedarf kann diese mit einem Coolpack gekühlt werden.

> **Praxistipp** Um den Port für die notwendige Therapie direkt nach der Implantation benutzen zu können, ist es sinnvoll, die Portnadel nach dem ersten Anstechen im OP liegen zu lassen. Dies bedarf der Information an den Operateur. Eine Punktion durch das geschwollene, hämatöse Gewebe kann sehr schmerzhaft bzw. unmöglich sein.

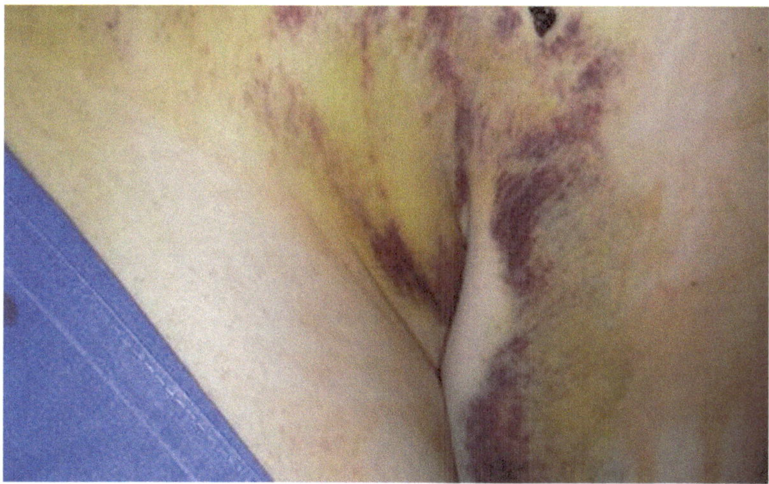

Abb. 10.2 Hämatom nach Portimplantation. (Quelle: Rodrian, Universitätsklinikum Heidelberg)

Bei einer Thrombopenie kommt es gelegentlich zu Nachblutungen am Einstich der Nadel. Das Blut sollte bei zweitäglichen Verbandwechseln immer entfernt werden.

Beim Verbandwechsel ist bei der Fixierung darauf zu achten, dass die Klebefläche so klein wie möglich gehalten wird und keine Hautfalten unter der Fixierung entstehen, um Hämatome und Petechien zu vermeiden.

> **Praxistipp** Durch die Thrombopenie kann es unter Fixierung und Zügeln zu Petechien kommen.

10.3.2 Sklerodermie

Bei der Sklerodermie handelt es sich um eine chronisch-entzündliche rheumatische Erkrankung. Ein besonderes Merkmal ist die Sklerosierung des Bindegewebes. Betroffen sind sowohl die inneren Organe und Gefäße als auch die Haut und Unterhaut. Diese wird hart und verliert ihre Elastizität.

Bei der Sklerodermie wird eine limitiert kutane und eine diffuse Form unterschieden. Bei der limitierten Form kommt es zur Verdickung und Verhärtung der Haut an Händen und Füßen, während bei einer diffusen Manifestation die Haut des gesamten Rumpfes sowie innere Organe betroffen sein können. Eine Portanlage wird im Verlauf der Erkrankung häufig notwendig, da durch die Hautsklerose zunehmend Schwierigkeiten bestehen, einen sicheren zentralvenösen Zugang zu erhalten.

Aufgrund der Hautbeschaffenheit muss gelegentlich bereits bei der Implantation des Ports eine unübliche Stelle mit möglichst gering betroffener Haut gewählt werden. Wundheilungsprobleme sollten bereits initial bedacht und entsprechend kontrolliert werden.

> **Praxistipp** Nach Erstimplantation muss die regelmäßige Kontrolle des Wundgebietes mit besonderem Augenmerk auf Wundheilung und Nahtdehiszenz erfolgen!

Während bei der Sklerodermie die Dermis (Unterhaut, Lederhaut) verhärtet, wird die Epidermis (Oberhaut) dünner und verletzlicher. Rhagaden und kleine Fissuren treten aufgrund der fehlenden Elastizität immer wieder auf und bilden Eintrittspforten für Infektionserreger.

Eine weitere Herausforderung stellt die Haftung der Klebeflächen dar. Das Pflaster auf sklerosierter Haut haftet schlechter und gleichzeitig soll die Haut nicht durch groß gewählte Klebeflächen zusätzlich gereizt werden. Der Portnadelwechsel muss in Abhängigkeit vom Hautstatus im Portbereich individuell gestaltet werden. Gegebenenfalls ist bei einer Hautirritation bzw. einer Dislokation des Verbandes aufgrund begrenzter Fixierungsmöglichkeit ein häufigerer Nadelwechsel notwendig. Bei der Entfernung des Portpflasters muss besonders darauf geachtet werden, die Epidermis nicht zu verletzen.

▶ **Praxistipp** Portpflaster müssen besonders vorsichtig und sorgfältig entfernt werden, um Hautläsionen zu vermeiden.

Ist die Haut über dem bzw. um den Port bei einem Patienten mit Sklerodermie stark verhärtet, so muss beim Anstechen auf entsprechenden Druck geachtet werden. Auch kann der Einsatz einer längeren Nadel sinnvoll sein, wenn die Haut stark verdickt ist.

▶ **Praxistipp** Beherztes Anstechen des Ports durch dicke und verhärtete Haut kann den Erfolg der Punktion unterstützen.

Heiko Riemke

Inhaltsverzeichnis

Bereits im Säuglings- und Kleinkindalter ist ein Port ein sicheres venöses Zugangssystem. Durch die Agilität der Kinder ist die Fixierung der Nadel sehr wichtig. Ebenso muss das Schlauchsystem regelmäßig kontrolliert und gegebenenfalls auch häufiger erneuert werden. Komplikationen müssen rechtzeitig erkannt und schnellstmöglich beseitigt werden. Schmerzäußerungen der kleinen Patienten sollte man stets ernst nehmen und den Ursachen nachgehen.

11.1 Indikationen für eine Portanlage bei Kindern

- Chemotherapie
- Parenterale Ernährung
- Als „Notfallzugang", wenn ein schnelles Handeln notwendig ist (z. B. Entgleisung von Stoffwechselpatienten)

H. Riemke (✉)
Zentrum für Kinder- und Jugendmedizin, Frauenklinik, Hautklinik,
Universitätsklinikum Heidelberg, Heidelberg, Deutschland
E-Mail: Heiko.Riemke@med.uni-heidelberg.de

© Springer-Verlag GmbH Deutschland, ein Teil von Springer Nature 2020
R. Hennes und G. Müller (Hrsg.), *Portpflege*,
https://doi.org/10.1007/978-3-662-60483-0_11

- Schlechte Venenverhältnissen, wenn regelmäßige Infusionen oder Blutentnahmen erfolgen müssen
- Langfristige Verabreichung von intravenösen Arzneimitteln
- Langfristige hochprozentige Glukosegabe bei Stoffwechselpatienten
- Substitution von Immunglobulinen bei immunologischen Erkrankungen
- Schmerztherapie in der Palliativsituation

11.2 Größe der Portkammer

Bei der Portimplantation entscheiden die Größe und das Gewicht des Kindes über die Größe des Ports. Er muss nicht automatisch nach einem bestimmten Zeitraum gegen einen größeren ausgetauscht werden. Darüber entscheiden vielmehr das Wachstum und die Gewichtszunahme des Kindes. Man kann folgende Portgrößen unterscheiden:

Babyport	ca. 2,5 g
Kinderport	4–6 g
Jugendliche/Erwachsene	8–10 g

Unterschiedliche Portkammergrößen zeigt die Abb. 5.5.

11.3 Portlage bei Kindern

Bei Kindern wie auch bei Erwachsenen gibt es verschiedene Möglichkeiten der Portanlage. Die gängigste Portplatzierung beim Kind liegt unterhalb der Subclavia.

Lokalisationen
- Subkutan unter der rechten oder linken Clavikula
- Venae sectio der V. cephalica oder V. subclavia, wenn dies nicht möglich ist, kann auch die V. jugularis externa oder interna verwendet werden
- V. saphena magna: Platzierung in der Leiste
- V. basilica: Innenseite des Oberarms (flache Portkammer)
- Spitze des Katheters soll in der V. cava superior, vor dem rechten Vorhof liegen

Portausweis
Nach der Implantation des Ports erhält jeder Patient einen Portausweis. Der Ausweis ist von jedem Patienten bzw. den Eltern unbedingt mitzuführen, damit im Notfall unverzüglich und ohne Zeitverlust gehandelt werden kann.

Folgende Punkte sind im Notfallausweis enthalten:

- Anweisungen für evtl. Notfallmaßnahmen
- Personalien des Portträgers

- Implantierender Arzt
- Portbezeichnung (Hersteller, Modell, Größe)
- Chargennummer
- Sitz der Portkammer
- Katheterlage

11.4 Postoperative Überwachung

Überwachung auf Station

Die postoperative Überwachung erfolgt in der Regel im Rahmen eines stationären Aufenthalts. Dabei sind ein Monitoring (Überwachung von Blutdruck, Puls, Temperatur, Sauerstoffsättigung) und die Schmerztherapie die wichtigsten Aspekte. Außerdem gehört eine regelmäßige Verbandkontrolle und Beurteilung des OP-Gebiets dazu. Bei angestochenem Port muss eine kontinuierliche Gabe von Infusionen erfolgen, da es sonst zu einer Thrombosierung in der Portkanüle/ im Portschlauch kommen kann. Bereits hier ist auf eine gute Zügelung des Portschlauches zu achten, da Kinder zum einen oft sehr agil sind und zum anderen nicht sicher ist, ob ein Kind den Port sofort akzeptiert. Um eine Diskonnektion des Schlauchsystems zu vermeiden, werden alle Schraubverschlüsse an der Infusion immer wieder überprüft. Zusätzlich werden alle patientennahen Schraubverbindungen des Schlauchsystems mit einem sterilen Tupfer umwickelt.

Verbandwechsel

Der Verband des Ports muss regelmäßig, spätestens alle 2 Tage, erneuert werden. Bei Verschmutzung, Durchnässung oder Lockerung des Verbandes muss ein Verbandwechsel entsprechend früher erfolgen. Bei neu implantiertem Port wird der erste Verbandwechsel zusammen mit einem Arzt durchgeführt. Bei jedem Verbandwechsel ist auf Dislokation der Nadel und Infektionszeichen zu achten.

▶ **Praxistipp** Das gute Fixieren des Portschlauchs bzw. der Infusionsleitung verhindert eine Diskonnektion des Systems sowie ein Herausziehen oder Verrutschen der Portkammer.

11.5 Anstechen des Ports

Grundsätzliches

Der Port darf beim Auftreten von Kurzatmigkeit, Brustschmerzen, Herzrasen, Infektionszeichen (Rötung, Überwärmung, Druckempfindlichkeit, Schwellung, Schmerzen) und Hautreaktionen nicht angestochen werden. In diesem Fall sollte man den nächsten Arzt aufsuchen.

Jeder liegende Port muss steril gepflegt und unter aseptischen Kautelen punktiert werden, um mögliche Komplikationen wie Infektionen zu vermeiden. Ein Nadelwechsel ist nach spätestens 5–7 Tagen erforderlich. Zur Punktion eines

Portkatheters dürfen nur spezielle Portnadeln mit Löffelschliff (gebogene oder grade Form) verwendet werden.

> Die Kammergröße entscheidet über die Größe der Portnadel. Im Portausweis wird die Nadelgröße vermerkt. Bei Kindern wird meist eine Nadelgröße von 19–24 G verwendet.

Es dürfen keine Spritzen unter 10 ml zur Spülung des Schlauchsystems bzw. der Portnadel verwendet werden (Gefahr des Überdrucks im Portsystem, der zu einer Ruptur des Schlauches oder zu einer Absprengung der Membran führen kann).

Die Erstpunktion erfolgt durch einen erfahrenen Arzt, weitere Punktionen können durch geschultes Personal bzw. Eltern durchgeführt werden. Es muss eine tägliche Inspektion der Portumgebung, der Lage der Portnadel und des Verbandes erfolgen.

Benötigte Materialien
- Sterile Unterlage
- Händedesinfektionsmittel
- Hautdesinfektionsmittel
- Sterile und unsterile Handschuhe
- Mundschutz
- Sterile Kompressen
- 2 Spritzen à 10 ml NaCl 0,9 %
- Portkanüle (passende Größe)
- Dreiwegehahn mit Verlängerung und Verschlussstöpsel
- Abwurf

Verband:

- 1-mal Schlitzkompresse 7,5 × 7,5 cm oder bei Babys 5,5 × 5,5 cm
- 1-mal Kompresse 7,5 × 7,5 cm oder bei Babys 5,5 × 5,5 cm
- Fixomull
- Leukoplast

Vorbereitung des Patienten
Es ist darauf zu achten, dass Fenster und Türen geschlossen sind. Das Kind sollte je nach Alter über das geplante Vorgehen informiert werden und bequem liegen. Sein Gesicht sollte dabei immer zur portabgewandten Seite positioniert werden. Bei kleineren Kindern sollte man möglichst mit mindestens zwei Personen den Port punktieren. Eine Person fixiert das Kind und ermöglicht so der anderen Person ein steriles und fachgerechtes Punktieren des Ports.

> Bei dauerhaftem Gebrauch des Ports müssen bei jedem Nadelwechsel die Einstichstellen variieren, da sonst Stanzdefekte der Haut entstehen können.

Punktion des Portkammer
- Händedesinfektion
- Unsterile Handschuhe und Mundschutz anziehen
- Sterile Ablage inklusive des benötigten Materials richten
- Desinfektion des Punktionsbereichs
- Hautdesinfektion nach dem Prinzip „sprühen – wischen – sprühen – wischen – sprühen – einwirken lassen"
- Handschuhe ausziehen und erneute Händedesinfektion
- Sterile Handschuhe anziehen
- Entlüften der Portnadel mit 10 ml NaCl 0,9 %
- Ertasten der Portkammer und Fixieren des Ports mit Daumen und Zeigefinger → dabei leichtes Spannen der Haut über der Portkammer
- Patient in die entgegengesetzte Richtung blicken lassen bzw. Kinder in dieser Position fixieren
- Nadelschutz entfernen und Portnadel sicher festhalten
- Senkrecht zur Membran des Ports bis zum Nadelstopp punktieren
- Klemme der Portnadel öffnen
- Aspirationsversuch, wenn nicht möglich, mit 10 ml NaCl 0,9 % spülen
- Erneuter Aspirationsversuch
- Nochmals spülen mit 10 ml NaCl 0,9 %
- Entweder: Verschlussstöpsel aufschrauben
- Oder: Infusionstherapie anschließen

Fixierung des Ports
Bei Kindern ist die Fixierung bzw. Zügelung des Ports sehr wichtig, um ein Verrutschen/Herausziehen der Portnadel zu verhindern. Da beim Spielen und Toben bei laufender Infusion schnell Zug auf den Infusionsschlauch und somit auch auf die Portnadel kommen kann, muss sie sicher und kindgerecht fixiert werden. Hierbei hilft es, die Portnadel mit einer kleinen sterilen Kompresse abzudecken und mittels Klebeverband zu befestigen.

▶ **Praxistipp** Das Zügeln/Fixieren bei Kindern wird mit Pflaster durchgeführt. Man nimmt je nach Größe des Kindes ca. 10 cm, legt den Schlauch auf die Klebefläche und überkreuzt dann über dem Schlauch die Streifen und klebt die Enden nach außen hin fest.

Entfernung der Portnadel
- Bei längerer Verweildauer Nadelwechsel alle 5–7 Tage
- Spülen des Ports mit 10 ml NaCl 0,9 %
- Port mit zwei Fingern fixieren und Portnadel mit der anderen Hand ziehen
- Portnadel sicher entsorgen in vorgesehenem Abwurf
- Hautdesinfektion der Einstichstelle mit Octenisept und Versorgung mit sterilem Wundpflaster

Blockung des Ports

Der Port wird mit ca. 4–5 ml NaCl 0,9 % geblockt, unabhängig vom Totraumvolumen des Ports. Bei immunsupprimierten Patienten oder zur Sanierung des Ports ist (nach Arztanordnung) eine Blockung mit Taurolock empfehlenswert.

11.6 Versorgung und Kontrolle

Allgemeines

Je nach Alter des Patienten ist es wichtig, das Kind über den Verbandwechsel und das Austauschen der Nadel gut aufzuklären. Je kleiner das Kind, desto mehr Sorgfalt und Aufmerksamkeit ist bei der Fixierung der Nadel und des Schlauchsystems notwendig.

Schon der Einstich in die Haut bedeutet für viele Kinder Schmerz und somit Stress. Aus diesem Grund sollte für jeden Nadelwechsel ein Lokalanästhetikum für die Haut verwendet werden. Hierfür bietet sich Emla-Salbe oder Emla-Pflaster an (Einzeldosis siehe Tab. 11.1). Bei Neugeborenen und Säuglingen im Alter von bis zu 2 Monaten beträgt die Einwirkzeit maximal eine Stunde, von 3–11 Monaten

Tab. 11.1 Dosierung vom Emla „R" Salbe zur Lokalanästhesie

Alter	Einzeldosis	Einwirkzeit/Besonderheiten
Säuglinge 0–2 Monate	Bis zu 1g Creme auf max. 10 cm^2 Haut.	Einwirkdauer höchstens 1 Stunde, nur einmal in 24 Stunden anwenden.
Säuglinge 3–11 Monate	Bis zu 2g Creme auf max. 20 cm^2 Haut.	Einwirkdauer ca.1 Stunde, max. 4 Stunden. Maximal 2 Dosen im Abstand von 12 Stunden innerhalb von 24 Stunden.
Kleinkinder 1–5 Jahre	Bis zu 10g Creme auf max. 100 cm^2 Haut.	Einwirkdauer ca. 1 Stunde, max. 5 Stunden.
Kinder 6–11 Jahre	Bis zu 20g Creme auf max. 200 cm^2 Haut.	Einwirkdauer ca. 1 Stunde, max. 5 Stunden.
Jugendliche ab 12 Jahren und Erwachsene	• Etwa 1,5 g Creme auf 10 cm^2 Hautareal • Etwa 2 g Creme bei Blutabnahme (Venenpunktion) • Etwa 1,5–2 g auf 10 cm^2 Haut zur Anwendung bei Hauttransplantationen im Rahmen eines Klinikaufenthaltes • Etwa 1 g Creme auf 10 cm^2 Haut zur Anwendung auf frisch rasierter Haut, z. B. zur Laser-Haarentfernung (Selbstauftragen durch den Patienten)	60 g Creme auf 600 cm^2 Hautareal (das entspricht einer Fläche von 30 × 20 cm, also etwa der Größe eines DIN-A4-Blattes)

maximal 4 Stunden. Nach erfolgter Anwendung von Emla bei Neugeborenen und Säuglingen im Alter von bis zu 3 Monaten darf das Präparat erst wieder nach 12 Stunden verwendet werden.

Bei liegender Nadel

Die Laufrate der Infusion bei liegender Nadel beträgt mindestens 2 ml und maximal 500 ml pro Stunde. Duschen kann ohne Probleme mit einem Folienverband (z. B. Tegaderm oder Opsite-Folie) durchgeführt werden.

Täglich sollte eine Inspektion der Portumgebung auf Infektionszeichen und Schmerzempfinden durchgeführt werde. Zudem muss man jeden Tag die Lage der Nadel und den Verband überprüfen. Eine sichere Fixierung der Portnadel ist vor allem bei Kindern wichtig. Um ein Herausziehen der Portnadel zu verhindern, sollte der Infusionsschlauch bzw. der Portschlauch gezügelt werden. Im täglichen Umgang sind Diskonnektionen auf ein absolutes Minimum zu reduzieren, um so jegliche Infektionen oder Keimeinschleppungen zu vermeiden.

Bei stillgelegtem Port

Bei nicht liegender Portnadel kann nach Abschluss der Wundheilung ungehindert geduscht werden. Wenn die Wundheilung noch nicht ganz abgeschlossen ist, sollte auch hier noch mit einem Folienverband abgeklebt werden und danach ein Verbandwechsel erfolgen.

11.7   Komplikationen

Allgemeine Komplikationen

- Infektion
- Hämatome
- Flüssigkeitsansammlungen (Paravasat) unter der Haut
- Hämatom in der Porttasche (klein → keine Intervention, groß → OP)
- Infektion der Porttasche (Schwellung, Rötung)
- Thrombotischer Verschluss
- Systeminfektion
- Hautnekrose
- Katheterleckage
- Dislokation des Katheters

Wundbeobachtung

Immer wieder kann es zu Wundheilungsstörungen am Port kommen. Deshalb ist eine gute Haut- bzw. Wundbeobachtung sehr wichtig. Beobachtet wird die Haut um den Port, aber auch die OP-Wunde sowie der Verlauf des Portkatheters. Erste Anzeichen für eine Wundheilungsstörung können z. B. Rötung, Schwellung, Überwärmung oder Schmerzen sein.

Weitere Anzeichen einer Wundheilungsstörung oder eine Infektion können sein:

- Gerötete oder geschwollene Haut um die Wunde
- Wundumgebung wärmer als andere Bereiche
- Sekret tritt aus der Wunde aus
- Auseinanderklaffende Wundränder
- Zunehmende Schmerzen
- Fieber

Weiterführende Literatur

Haeder L (2013) Indikation, Technik und Komplikationen der Portimplantation. In: Der Chirurg. Springer, Berlin
Zernikow B (2013) Palliativversorgung von Kindern, Jugendlichen und jungen Erwachsenen, 2 Aufl. Springer, Dordrecht

Margit Benz

Das Patienteninformationsgesetz vom Februar 2013 verpflichtet den Behandelnden, dem Patienten „in verständlicher Weise zu Beginn der Behandlung und soweit erforderlich in deren Verlauf sämtliche für die Behandlung wesentlichen Umstände zu erläutern, insbesondere die Diagnose, die voraussichtliche gesundheitliche Entwicklung, die Therapie und die zu und nach der Therapie zu ergreifenden Maßnahmen" (BGB § 630c).

Der Aufklärung des Patienten, sowohl über den Behandlungsverlauf als auch über den eigentlichen operativen Eingriff, kommt aus medizinischer wie juristischer Sicht grundlegende Bedeutung zu. Eine klare und transparente Darstellung der medizinischen Inhalte und Vorgehensweisen muss dem Patienten verständlich mitgeteilt werden. Dies ist umso wichtiger, da sich durch die digitalen Medien wenig objektive und medizinisch sachlich richtige Informationen finden lassen. Für die Patienten, die einen Port erhalten haben, und deren begleitende Angehörige tauchen im täglichen Umgang mit dem Port immer wieder Fragen auf. Um hier im Service zu sein, wurden am Heidelberger Portzentrum die Fragen der Patienten gesammelt und eine Portinformationsbroschüre erstellt, die sowohl die entsprechenden Informationen zum organisatorischen Ablauf gibt – von der Aufklärung bis zur Implantation des Ports – als auch den Umgang mit dem Port im weiteren Behandlungsverlauf erklärt.

Aus den Erfahrungen des Heidelberger Portzentrums in der Chirurgischen Universitätsklinik wurde jetzt die 3. Neufassung der Portbroschüre als Patienten- und

---

Dieses Kapitels wurde revidiert: Die Abbildungen 12.1 bis 12.3 wurden zur besseren Lesbarkeit neu beschnitten. Ein Erratum ist verfügbar unter https://doi.org/10.1007/978-3-662-60483-0_14

M. Benz (✉)
Chirurgische Klinik und Klinik für Anaesthesiologie,
Universitätsklinikum Heidelberg, Heidelberg, Deutschland
E-Mail: Margit.Benz@med.uni-heidelberg.de

© Springer-Verlag GmbH Deutschland, ein Teil von Springer Nature 2020
korrigierte Publikation 2020
R. Hennes und G. Müller (Hrsg.), *Portpflege*,
https://doi.org/10.1007/978-3-662-60483-0_12

Angehörigeninformation aufgelegt. Die sehr positiven Rückmeldungen zeigen, dass ein hoher Informationsbedarf bei den Patienten und ihren Angehörigen besteht. In der Broschüre wird in anschaulicher Weise erklärt, was ein Portkatheter ist und welche Anwendungsgebiete es gibt. Bilder und Grafiken veranschaulichen die Informationen.

Neben den grundlegenden Hinweisen zu Aufbau und Funktion eines Portkatheters (Abb. 12.1) wird dann im weiteren Verlauf auch der organisatorische Ablauf der Portoperation erklärt (Abb. 12.2). Hierbei werden die spezifischen Gegebenheiten des Heidelberger Portzentrums beschrieben, entsprechend kann jede operierende Klinik ebenso dem Patienten ihre spezifischen Informationen weitergeben, um einen optimierten organisatorischen Ablauf für den Patienten zu gewährleisten.

Das Format der Portbroschüre des Heidelberger Portzentrums kann im Medienzentrum der Universitätsklinik Heidelberg als kostenloser Download angefragt werden (Abb. 7.1).

Ein weiterer großer Themenkomplex innerhalb der Portbroschüre ist die Wunde und Wundbeobachtung. Hier werden dem Patienten konkrete Empfehlungen gegeben, wie er bei Problemen oder Beschwerden nach der Operation vorzugehen hat (Abb. 12.3).

Der nächste Themenkomplex betrifft das tägliche Leben, hier geht es darum, wie ein Leben mit dem Port am besten funktioniert. Dabei werden Fragen zu sportlicher Betätigung, zum Verhalten in Flughäfen und beim Fliegen, zur Körperpflege und zu weiteren Bereichen geklärt.

Für den Portpatienten und seine Angehörigen ist es hierbei von Bedeutung, eine Kontaktadresse und adäquate Ansprechpartner zu haben, an die er sich vertrauensvoll mit seinen Fragen wenden kann. Im Heidelberger Portzentrum wird eine tägliche Port-Sprechstunde vorgehalten.

Neben der schriftlichen und verbalen Aufklärung über den operativen Eingriff und den Behandlungsverlauf, der mithilfe der Portbroschüre unterstützt wird, ist die Entwicklung eines sogenannten Portbrief sehr hilfreich. Dieser Brief gibt Auskunft über den operativen Eingriff mit den spezifischen Informationen zu den verwendeten Kathetern, dem Implantationsort sowie der Art des Hautverschlusses. Weiterhin werden darin die Kontaktdaten angegeben, Abb. 12.4 zeigt den Portbrief des Universitätsklinikums Heidelberg.

EINFÜHRUNG

Was ist ein Portkatheter?
Der Portkatheter (kurz: Port) ist ein im Unterhautfettgewebe gelegener, dauerhafter Zugang zum venösen oder arteriellen Blutkreislauf. Der Port besteht aus einer Kammer mit einer dicken Silikonmembran sowie einem angeschlossenen Schlauch aus Polyurethan oder Silikon.

Die kleine Kammer kann entweder aus Kunststoff, kunststoffummanteltem Titan, Volltitan oder aus einer Kombination mit Keramik bestehen. Der Portkatheter wird im Rahmen eines operativen Eingriffes implantiert.

Durch das Einstechen in die Silikonmembran wird der Zugang zum Blutkreislauf hergestellt. Über die in der Portkammer liegende Nadel kann entweder Blut entnommen oder ein Medikament per Infusion zentral im Körper verabreicht werden.

Anwendungsgebiete
Ein Portkatheter wird vornehmlich in der Tumor-Therapie, Ernährungsmedizin und zur Schmerzbehandlung eingesetzt, wenn ein häufiger und sicherer venöser oder arterieller Zugang benötigt wird.

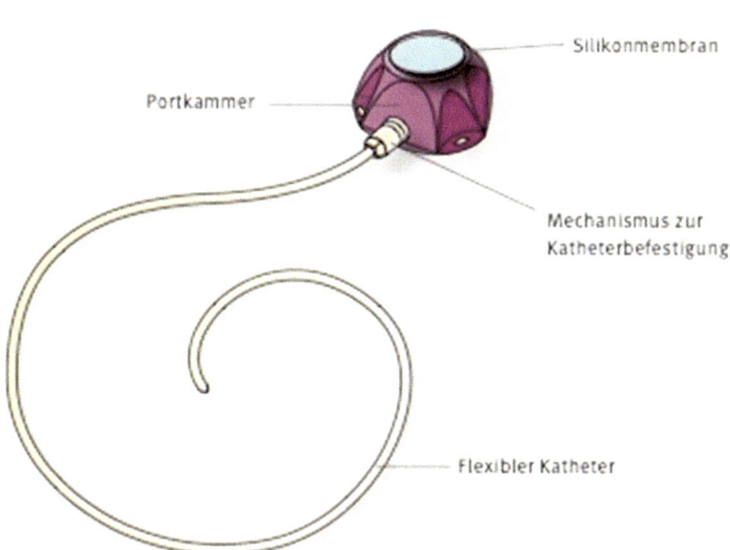

Abb. 12.1 Aufbau und Funktion eines Portkathetersystems (Universitätsklinikum Heidelberg, „Wissenswertes rund um Ihren Port" September 2014)

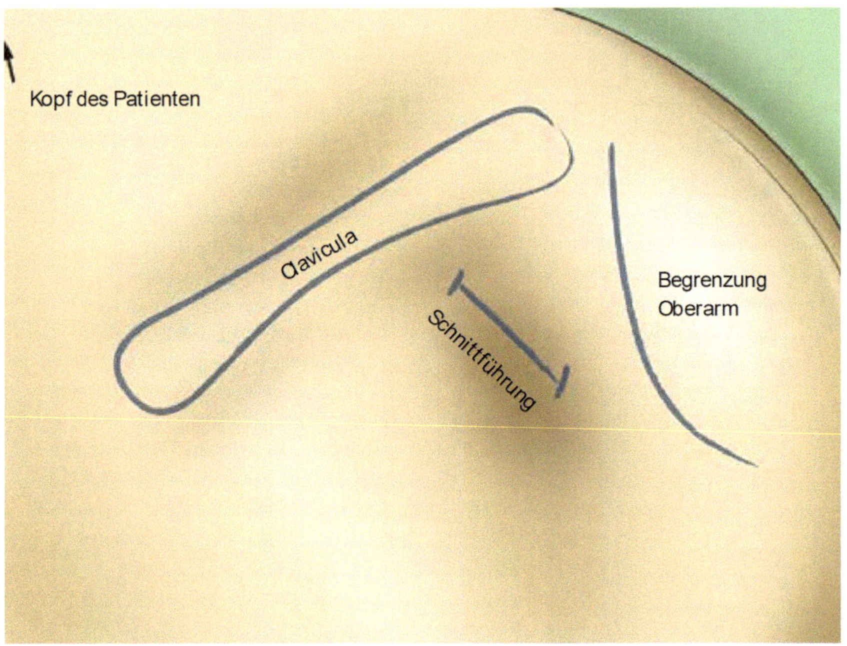

Planung für eine standardisierte Port-Implantation

Ambulanz-OP

Im ambulanten OP wird unser Pflegeteam Sie in Empfang nehmen und in den OP-Saal begleiten. Es kann sein, dass das OP-Gebiet rasiert werden muss. Dies darf wegen des Infektionsrisikos nur unmittelbar vor der OP erfolgen.

Der Operateur wird nun die lokale Betäubung verabreichen. Diese Dosis ist in der Regel ausreichend, um Sie während der gesamten Operation schmerzfrei zu halten. Sollten Sie dennoch Schmerzen verspüren, können wir Ihnen jederzeit weitere Mittel zur Betäubung verabreichen.

Die Lage Ihres Portkatheters wird während der Operation mittels Röntgen kontrolliert.

In der Unterlage des OP-Tisches befindet sich eine Röntgenmatte, so dass es nicht notwendig sein wird, Sie zusätzlich mit einer Bleischürze abzudecken.

Ruhephase nach der OP

Nach der Operation können Sie die Klinik sofort wieder verlassen. Sollten Sie sich jedoch noch geschwächt fühlen, können Sie sich gerne noch etwas in der Tagesklinik ausruhen.

Abb. 12.2 Auszug aus der Informationsbroschüre für Patienten und Angehörige zum operativen Ablauf (Universitätsklinikum Heidelberg, „Wissenswertes rund um Ihren Port" September 2014)

[12] UNIVERSITÄTSKLINIKUM **HEIDELBERG**

IHRE WUNDE

Nach der Portimplantation wird Ihre Haut in der Regel mit einem resorbierbaren Faden oder durch Hautkleber verschlossen. Dies hat den Vorteil, dass Sie nicht zum Arzt gehen müssen um Ihre Fäden entfernen zu lassen.

Sollte Ihre Chemotherapie in den nächsten Tagen beginnen, werden wir ihre Haut per Naht verschließen und einen Gripper einlegen. Das Risiko einer Wundheilungsstörung wird so verringert.

Wundbeobachtung und Versorgung

Ihre OP-Wunde wird zusätzlich noch mit einem Pflaster abgedeckt. Dieses können Sie für zwei Tage belassen. Wenn Sie in dieser Zeit duschen möchten, bitten wir Sie die Wunde mit einem wasserfesten Pflaster abzudecken. Dieses Pflaster erhalten Sie in jeder Apotheke. Nach dem 3. Tag dürfen Sie ohne Verband duschen.

Hat sich Ihre Wunde verändert?

Folgende Beobachtungskriterien können ernstzunehmende Anzeichen einer Störung im Wundheilungsverlauf sein:

- Die umgebende Haut ist gerötet.
- Die umgebende Haut ist geschwollen.
- Die direkte Umgebung ist wärmer als andere Bezirke.
- Die Wunde sondert Sekret ab.
- Die Wundränder klaffen auseinander.
- Die Schmerzen nehmen zu.
- Sie haben Fieber.

Treten ein oder mehrere dieser Zeichen auf, sollten Sie sich mit unserer Ambulanz in Verbindung setzen.

Sollte Ihnen an der Wunde etwas Ungewöhnliches auffallen oder Sie beunruhigen, dürfen Sie gerne bei uns anrufen oder vorbeikommen. (Tel: **06221 56-6220**)

Abb. 12.3 Portbroschüre: Informationen zur Wundbeobachtung (Universitätsklinikum Heidelberg, „Wissenswertes rund um Ihren Port" September 2014)

Hier die empfohlene Vorgehensweise für die Nutzung des Portkatheters durch das geschulte Arzt- oder Pflegepersonal nach den Leitlinien des Universitätsklinikum Heidelberg:

5.2.3 Punktion des Portkatheters *(Auszug aus den Leitlinien)*

· Händedesinfektion.
· Unsterile Handschuhe und Mundschutz anziehen.
  Falls keine vorhanden nicht sprechen.
· Sterile Ablage inklusive des benötigten Materials richten.
· Desinfektion des Punktionsbereichs.
· Steriles Abwischen des Punktionsbereichs – diesen Vorgang „Sprühen + Wischen" wiederholen.
· Erneute Desinfektion des Punktionsbereichs + einwirken lassen (RKI Kat. 1B).
· Sterile Handschuhe anziehen.
· Entlüften der Portnadel mit NaCl 0,9%.
· Ertasten der Portkammer und fixieren des Ports mit zwei Fingern.
· Patient in die entgegen gesetzte Richtung blicken lassen.
· Portnadel sicher festhalten.
· Nadelschutz entfernen und senkrecht zur Membran des Port bis zum Nadelstopp punktieren.
· Klemme der Portnadel öffnen.
· Aspirationsversuch, wenn nicht möglich nur mit 10 ml NaCl 0,9% spülen.
· Anschließend Verband mit Fixierung anlegen.

5.2.4 Verabreichen von Infusionen

5.2.6 Entfernung der Portnadel *(Auszug aus den Leitlinien)*

· Bei längerer Verweildauer, Nadelwechsel alle 5 Tage.
· Spülen des Ports mit 10 ml NaCl 0,9%.
· Fixierung des Ports mit zwei Fingern, greifen der Portnadel und ziehen.
· Portnadel sicher in vorgesehenen Abwurf entsorgen.
· Hautdesinfektion und Versorgung der Einstichstelle mit sterilem Wundpflaster.
· Eintragen in die Patientenakte.

Es wird empfohlen, das Portkathetersystem, wenn es länger nicht benutzt wird, alle 3 Monate mit einer Kochsalzlösung zu spülen, um einem Verschluss vorzubeugen.

Abb. 12.3 (Fortsetzung)

Chirurgische Klinik

Abteilung für Allgemein-, Viszeral-,
Unfallchirurgie und Poliklinik

Prof. Dr. Dr. h. c. mult. M. W. Büchler
Geschäftsführender Direktor

Chirurgische Ambulanz
Leiter: Oberarzt Dr. med. Roland, Hennes
Sekretariat: Fon +49(0) 6221
566216
                             Fax +49(0) 6221 564637

Ambulanz   Fon + 49(0) 6221
566220
                        Fax + 49(0) 6221 567531
                        Ltg + 49(0) 6221
5639691

Patienten
Aufkleber

Sehr geehrte Kollegen,

wir haben Ihrer Patientin/ Ihrem Patienten

heute am ....

ein intravenöses Kathetersystem implantiert:

O Hochdruck-Port 6,6 F   O einen Hickman-Katheter   O einen zentr. Vorhofkatheter zur Hämodialyse

O Hochdruck-Port 8,0 F   O dopellumig   O einlumig

                                                               Alle Katheter sind CT oder MRT - geeignet

Die **Implantation** erfolgte über:

O V. cephalica   O links   O durch Venae sectio

O V. subclavia   O rechts   O durch Punktion / Seldinger Technik

O V. jugularis externa

O V. jugularis interna

Sollte bei der Patientin / dem Patienten aktuell Hinweise auf eine Beeinträchtigung der körpereigenen Abwehr vorliegen (z.B. durch Erkrankungen bzw. oder durch Chemotherapie, o.ä.), empfehlen   wir eine prophylaktische Antibiose für 3 bis maximal   5 Tage. Ein Rezept über

.... wurde von uns ausgestellt

Zur Schmerzbehandlung rezeptierten wir ....

Wir bitten Sie um regelmäßige Wundkontrollen, bei Infektionszeichen bitten wir um Rücksprache bzw. bitten Sie um Wiedervorstellung. Ebenso stehen wir auch bei allen anderen Problemen durch den Katheter wie z.B. V.a. Thrombosen, Funktionsstörungen usw. selbstverständlich jederzeit zur Verfügung. **Portsprechstunde jeden Donnerstag 13:30 – 15.30 Uhr**
Tel-Nr.: 06221 566220

O Die Haut wurde durch **Hautkleber** verschlossen, d.h. eine Entfernung von Hautfäden wird nicht erforderlich.
O Die Haut wurde durch **Naht** verschlossen, d.h. wir bitten um Entfernung des Nahtmaterials nach 10–14 Tagen.
O Die Haut wurde durch **resorbierbaren Faden** verschlossen, d.h. eine Entfernung des Nahtmaterials ist nicht notwendig.
O Wir empfehlen eine Portnadel mit der Länge: 19, 25 oder 38 mm. (bitte einkreisen)

Wenn nicht unbedingt erforderlich, sollte das Kathetersystem zunächst einige Tage (3-5) noch nicht benützt werden. Während Therapiepausen sollte der Port alle 6-(8) Wochen mit Kochsalzlösung gespült werden. Die Punktion des Ports darf nur mit Spezial-Nadeln (sog. Huber- oder Port-Nadel) vorgenommen werden. Bitte denken Sie auch zu einem späteren Zeitpunkt bei unklarem Fieber immer an eine mögliche Infektion des Ports.

Abb. 12.4   „Portbrief": Patienten- und Arztinformationen zur Portanlage (Universitätsklinikum Heidelberg)

Reinhart T. Grundmann

Inhaltsverzeichnis

Evidenzbasierte Aussagen zur Portpflege sind eine Rarität, die meisten Empfehlungen beruhen auf Empirie. Die wichtigste Maßnahme der Portpflege ist die Einhaltung der Hygienerichtlinien. Für die Punktion dürfen nur geeignete Spezialkanülen verwendet werden. Zur Reduktion des Thrombose- und Infektionsrisikos sollten Blutentnahmen aus dem zentralvenösen Zugang vermieden werden. Vor und nach Flüssigkeitsinfusion oder Injektion sollten Ports gespült werden. Für Art und Menge

R. T. Grundmann (✉)
DIGG der DGG, Deutsche Gesellschaft für Gefäßchirurgie und Gefäßmedizin,
Burghausen, Deutschland
E-Mail: kontakt@medsachverstand.de

© Springer-Verlag GmbH Deutschland, ein Teil von Springer Nature 2020
R. Hennes und G. Müller (Hrsg.), *Portpflege*,
https://doi.org/10.1007/978-3-662-60483-0_13

der Spüllösung gibt es keine Evidenz, in der Regel wird zum Spülen lediglich sterile Kochsalzlösung und zur Blockierung des Ports möglicherweise ebenfalls eine Kochsalzlösung ohne Heparin-Zusatz empfohlen.

13.1 Leitlinien

13.1.1 Empfehlungen des Robert Koch-Instituts

Das Robert Koch-Institut (RKI) empfiehlt zur Prävention gefäßkatheterassoziierter Infektionen (2002):

Punktion des Ports und Anschluss von Infusionssystemen
- Vor der Entfernung eines evtl. vorhandenen Verbandes ist eine hygienische Händedesinfektion durchzuführen (Kategorie IB).
- Die Punktionsstelle ist großflächig, unter Beachtung der vorgeschriebenen Einwirkzeit des Desinfektionsmittels, zu desinfizieren (Kategorie IB).
- Für die Punktion, bei der eine Palpation und Fixierung der Portkammer zwischen den palpierenden Fingern erfolgt, müssen sterile Handschuhe angezogen werden (Kategorie IB).
- Es dürfen nur geeignete Spezialkanülen verwendet werden (Kategorie IB).
- Aseptisches Konnektieren des Infusionssystems (Kategorie IB).
- Keine Empfehlung zur maximalen Liegedauer von Portnadeln (Kategorie III).

Verband/Verbandwechsel von Portsystemen
- Bei angeschlossener Portnadel Vorgehen wie bei zentralen Venenkathetern.
- „Ruhende", das heißt nicht in Gebrauch befindliche Portsysteme benötigen keinen Verband (Kategorie IB).

Liegedauer von Portsystemen
- In der Literatur werden durchschnittliche Portkatheter-Liegezeiten von 240–315 Tagen angegeben. Gründe für die Entfernung des Portsystems können das Ende der Therapiemaßnahmen, nicht beherrschbare Komplikationen einschließlich therapierefraktärer Infektionen, irreversible Katheterverlegungen oder eine Beschädigung oder Dislokation des Systems sein.
- Nicht beherrschbare Komplikationen erfordern die Entfernung des Portsystems. Umgehende Entfernung des Portsystems bei Beschädigung oder Dislokation (Kategorie IB).

13.1.2 DGEM-Leitlinie

Die S3-Leitlinie der Deutschen Gesellschaft für Ernährungsmedizin (DGEM) empfiehlt (Bischoff et al. 2013):

- Bei heimparenteraler Ernährung (HPE) über ein Portsystem sollte der Portnadelwechsel bei täglicher parenteraler Ernährung alle 3–7 Tage erfolgen. [B; starker Konsens]
- Bei intermittierender Ernährung über ein Portsystem sollte die Kanüle für die infusionsfreie Zeit entfernt werden. [Klinischer Konsensuspunkt (KKP); starker Konsens]
- Im Rahmen der HPE sollen nicht benutzte Katheter- oder Portsysteme vor und nach der PE-Applikation mit isotoner NaCl-Lösung gespült werden. [KKP; starker Konsens]. Heparin-haltige Lösungen sollten dafür nicht verwendet werden. [B; starker Konsens]
- Zur Reduktion des Thrombose- und des Infektionsrisikos sollten Blutentnahmen aus dem zentralvenösen Zugang vermieden werden. [starker Konsens]
- Als erste Maßnahme bei Verstopfungen von Katheter- oder Portsystemen, die zur HPE verwendet werden, soll isotonische NaCl-Lösung instilliert werden. [KKP; starker Konsens]. Wenn dies erfolglos bleibt, können bei Verstopfung nach Blutentnahmen Thrombolytika verwendet werden. [C; starker Konsens]
- Bei Verdacht auf Katheterinfektion bei HPE sollen als Erstes Blutkulturen peripher und aus jedem Katheterlumen entnommen werden. [KKP; Konsens]. Unter Beachtung der klinischen Situation sollte eine systemische und intraluminale Antibiotikatherapie möglichst nach Antibiogramm versucht werden. [B; Konsens]
- Bei ausgeprägten lokalen oder systemischen Zeichen eines Infekts (beginnendes Organversagen) und/oder bei Nachweis von katheterinduzierter Bakteriämie mit Problemkeimen (z. B. Candida albicans, Pseudomonas-Stämmen oder Staphylococcus aureus) sollte der ZVK entfernt werden. [B; Konsens]
- Bei Problempatienten kann eine Infektionsprophylaxe mit antimikrobiellen Substanzen (Lock-Therapie) erwogen werden. [C; Konsens]

13.1.3 Australische Leitlinie (Queensland) (2015)

Spülen und Blockierung („Locking") von Ports
- Das optimale Volumen und die Häufigkeit des Spülens und/oder der Blockierung von Ports bei intermittierendem Gebrauch (Injektionen oder Infusionen) ist unklar. Bis weitere Evidenz vorliegt, sollten sich die klinischen Anwender auf die Empfehlungen des Herstellers für das Spülvolumen beziehen.
- Es sollen nur Einzeldosis-Lösungen verwendet werden.
- Klinische Anwender sollen nur Spritzen mit einem Durchmesser einer 10-ml-Spritze (oder größer verwenden). Spritzen mit kleinerem Durchmesser können im Lumen höhere Drücke erzeugen und zu Katheterrupturen führen.
- Klinische Anwender sollten pulsatil spülen (Drücken-Pause oder Start-Stopp-Start).

Spülen von Ports

- Spülen wird empfohlen, um die Offenheit zu fördern und aufrechtzuerhalten und um der Vermischung inkompatibler Medikamente und Lösungen vorzubeugen.
- Sterile 0,9 %-Kochsalzlösung zu Injektionszwecken sollte verwendet werden, um einen Port zu spülen, außer der Hersteller empfiehlt ein Spülen mit einer Heparin-Kochsalz-Lösung.
- Ports sollten von klinischen Anwendern sofort gespült werden
    - nach Platzierung,
    - vor und nach Flüssigkeitsinfusion oder Injektion (da es einem leeren Infusionsbehälter an Infusionsdruck fehlt, was einen Blutrückfluss in das Katheterlumen erlaubt),
    - vor und nach Blutentnahme.
- Spülflüssigkeit und Spülintervalle sollten vom Kliniker in der Patientenakte dokumentiert werden.

Blockierung von Ports

Blockierung bedeutet die Instillation einer Lösung, um einen Verschluss zu verhindern, wenn das Gerät nicht in Gebrauch ist.

- Es gibt nur ungenügende Informationen darüber, was die geeignetste Lösung ist, einen Port zu blocken. Primär ist heparinisierte Kochsalzlösung verwendet worden aufgrund der gerinnungshemmenden Eigenschaften von Heparin. Jedoch sind Komplikationen wie Heparin-induzierte Thrombozytopenie (HIT), veränderter Gerinnungsstatus und Blutungen berichtet worden, vor allem wenn eine andere antikoagulatorische Behandlung betrieben wurde. Außerdem ist Heparin mit manchen Substanzen in Lösung unverträglich, z. B. Gentamycinsulfat.
- Bis weitere Evidenz existiert, sollten klinische Anwender 5 ml sterile heparinisierte Kochsalzlösung (10 Units in 1 ml) verwenden, um einen Port zu blockieren, der nicht länger für kontinuierliche Infusionen verwendet wird, im Hinblick auf zukünftige Nutzung – außer, der Hersteller empfiehlt, dass das Katheterlumen mit einer anderen Lösung geblockt werden soll.
- Ports, die nicht genutzt werden, sollten alle 4 Wochen durch einen Klinker gespült und blockiert werden.
    - Die wichtigste Maßnahme einer Blockierung des Katheters ist die mechanische Aktion der Maßnahme als solche, darauf ausgelegt, einen Rückfluss von Blut in die Katheterspitze zu verhindern.
- Niedrig dosiertes orales Warfarin oder andere systemische Antikoagulanzien sollten nicht zur Prophylaxe von Katheterokklusionen verordnet werden.

13.2 Übersichten

13.2.1 Spülen und Blockierung von Ports

Zum Spülen und Blockieren zentralvenöser Katheter ist eine systematische Literaturübersicht von Goossens (2015) erstellt worden. Danach ist die Evidenz aller Empfehlungen sehr gering. Zum Spülen sollten wenigstens 10 ml 0,9 %ige NaCL-Lösung verwendet werden, die Flüssigkeitsmengen zur Blockierung hängen vom Kathetervolumen ab. Insgesamt zeigt diese Übersicht, dass die australische Leitlinie (Abschn. 13.1.3) wohl am besten den aktuellen Wissensstand in Empfehlungen umgesetzt hat.

13.2.2 Management venöser Portsysteme in der Onkologie

Zum evidenzbasierten Management venöser Portsysteme ist 2008 (Vescia et al.) eine systematische Übersicht erschienen, die aufgrund der wenigen seitdem zum Thema publizierten Studien immer noch aktuell ist. Wesentliche Aussagen sind:

Zugang
- Der Zugang zum Portsystem erfolgt über eine spezielle, nichtstanzende Huber-Nadel. Die Silikonmembran muss senkrecht punktiert werden, um ein Verbiegen der Spitze zu vermeiden. Auf strikt aseptische Vorsichtsmaßnahmen ist zu achten (sterile Handschuhe, Hautdesinfektion). Es hat sich gezeigt, dass eine 2 %-Chlorhexidin-Lösung katheterassoziierte Infektionen am effektivsten reduziert; jedoch können auch 70 % Alkohol, Jodophor- oder Jodtinktur alternativ verwendet werden.
- Die Nadel kann für 72 h am Platz belassen werden, aber sollte nach 24 h ersetzt werden, wenn sie zur Gabe von Blutprodukten oder Lipidemulsionen verwendet wurde.
- Bei Verwendung einer nichtstanzenden Huber-Nadel sind mehr als 2000 Punkturen möglich.

Infektionen
- Katheterinduzierte Infektionen werden begünstigt durch:
  - Kontamination bei Implantation [des Ports] (kann durch streng aseptische Technik vermieden werden)
  - Kontamination des Katheterhubs durch Einbringen von Substanzen von außen, der häufigste Infektionsweg bei Portsystemen
  - Kontamination der Infusion
  - Hämatogen von entfernten Gegenden
- Die häufigsten Erreger katheterassoziierter Infektionen sind koagulasenegative Staphylokokken, Staphylococcus aureus und Candida-Spezies.

- Bei Verdacht auf katheterassoziierte Infektion sollen paarweise aerobe und anaerobe Blutkulturen abgenommen werden, über eine periphere Vene und über den zentralen Katheter.
- Bei einer katheterassoziierten Infektion muss das Portsystem nicht in jedem Fall entfernt werden, die Bedingungen für Erhalt oder Entfernung gehen aus Tab. 13.1 hervor.
- Bei Verdacht auf katheterinduzierte Infektion wird die Einleitung einer empirischen Antibiotikabehandlung gefordert, mit der bereits begonnen wird, bevor das Ergebnis der bakteriologischen Untersuchung vorliegt.
- Der sogenannte Antibiotikablock (Bouza et al. 2002) sollte speziellen Situationen vorbehalten bleiben, in denen es trotz aseptischer Bedingungen zu rekurrierenden Infekten kommt, gilt aber nicht als Routinemethode.

Thromboseprophylaxe

In keiner der bisher durchgeführten Studien war es möglich nachzuweisen, dass eine routinemäßige prophylaktische Antikoagulation bei Tumorpatienten mit venösen Kathetern die katheterinduzierte Thrombose verhindern kann.

13.2.3　Antibiotikablock („antibiotic lock")

Die Infectious Diseases Society of America hat klinische Praxisleitlinien herausgegeben, die unter anderem zum Antibiotikablock bei Katheterinfektionen Stellung nehmen (Mermel et al. 2009). Darin heißt es:

- Der Antibiotikablock ist für Patienten mit Langzeitkathetern bei katheterassoziierter Blutstrominfektion (CRBSI) indiziert, bei denen der Kathetererhalt das Ziel ist, falls Zeichen einer Austritts- oder Tunnelinfektion fehlen.
- Bei CRBSI sollte der Antibiotikablock nicht allein verwendet werden. Stattdessen sollte der Block in Verbindung mit einer systemischen antimikrobiellen Behandlung gebraucht werden, mit einer Anwendung beider Regime über 10–14 Tage.

Tab. 13.1 Bedingungen für Katheter-/Portentfernung oder Erhalt bei katheterassoziierten Infektionen. (Nach Vescia et al. 2008)

Kathetererhalt möglich, wenn alle Bedingungen erfüllt sind	Katheterentfernung notwendig
Fehlen von lokalen Infektionszeichen	Lokale Komplikationen wie Portinfektion
Sterile Blutkulturen	Wiederkehrende Infektion während/nach antibiotischer Behandlung
Klinisch stabiler Patient	• Klinisch instabiler Patient • Persistierende Sepsis/Bakteriämie • Gewisse Mikroorganismen: Staphylococcus aureus/Candida-Spezies

- Die Verweilzeit einer Antibiotikablocklösung sollte im Allgemeinen 48 h nicht überschreiten, bevor die Blocklösung reinstilliert wird. Bei ambulanten Patienten mit Femoraliskathetern sollte die Reinstillierung alle 24 h erfolgen, bei Patienten mit Dialysekathetern kann die Blocklösung nach jeder Dialyse erneuert werden.
- Eine Katheterentfernung wird bei CRBSI aufgrund von S. aureus und Candida-Spezies anstelle einer Antibiotikablockbehandlung und Kathetererhalt empfohlen, außer es existieren ungewöhnliche Umstände, z. B. keine alternative Katheterimplantationsstelle.
- Bei Patienten mit mehrfachen positiven katheterabgenommenen Blutkulturen, bei denen koagulasenegative Staphylokokken oder gramnegative Bazillen wachsen und bei denen gleichzeitig die peripheren Blutkulturen negativ sind, kann eine Antibiotikablocktherapie ohne systemische Behandlung über 10–14 Tage vorgenommen werden.
- Für Vancomycin sollte die Konzentration wenigstens 1000-mal höher als die minimale Hemmkonzentration des beteiligten Mikroorganismus sein (beispielsweise 5 mg/ml).
- Antibiotikablocklösungen enthalten die gewünschte antimikrobielle Konzentration [Konzentrationen sind in der Leitlinie angegeben] und werden gewöhnlich mit 50–100 Einheiten Heparin oder normaler Kochsalzlösung gemischt in einem Volumen, das ausreicht, das Katheterlumen komplett auszufüllen (gewöhnlich 2–5 ml).

13.2.4 Taurolidin-Block

Zum Taurolidin-Block speziell bei Portsystemen liegen keine Untersuchungen vor. Liu et al. (2013) fanden für eine systematische Übersicht sechs randomisierte Studien zu der Frage, ob ein Taurolidin-Block katheterassoziierte Blutstrominfektionen (CRBSI) verhindern kann. In dieser Metaanalyse war ein Taurolidin-Block verglichen mit anderen Blocklösungen in der Lage, das CRBSI-Risiko zu reduzieren, ohne schwere Nebenwirkungen oder Erzeugung von resistenten Bakterienstämmen. Ob das Thromboserisiko, z. B. im Vergleich zu einer Heparin-Kochsalz-Lösung erhöht ist, ließ sich aufgrund der kleinen Studiengrößen nicht beurteilen. Insgesamt wurde die Studienlage von den Autoren aber als unsicher bezeichnet, aufgrund der unzulänglichen Studienmethodik und geringen n-Zahlen. Eine weitere systematische Übersicht verglich verschiedene antimikrobielle Blocklösungen zur Behandlung der CRBSI (Vassallo et al. 2015). Die Autoren kamen zu dem Schluss, dass Taurolidin effektiver als eine Heparin-Lösung ist, CRBSI zu verhindern. Die Datenlage zur Behandlung der CRBSI sei aber nicht ausreichend, um den Stellenwert von Taurolidin bei der Behandlung der CRBSI abschätzen zu können.

Nichtsdestoweniger kam eine italienische Arbeitsgemeinschaft (Pittiruti et al. 2016) zu der Folgerung, dass Taurolidin/Citrat die vielversprechendste antibakterielle/antithrombotische Blocklösung sei, wobei in weiteren Studien die effektivsten und sichersten Konzentrationen geprüft werden sollten (die gewöhnlichen Konzentrationen lagen bisher bei 1,35–2 %).

13.3   Studien

13.3.1 Heparin vs. Kochsalzlösung zur Portblockade

In einer randomisierten Studie haben Goossens et al. (2013) die Blockierung eines Ports mit einer physiologischen Kochsalzlösung (398 Patienten) einer Heparin-Blockierung (404 Patienten) gegenübergestellt. Die Ports wurden mit 10 ml Kochsalzlösung am Ende der intravenösen Therapie gespült bzw. mit 20 ml bei parenteraler Ernährung und Verabreichung von Blutkomponenten alle 8 Wochen, wenn der Port nicht genutzt wurde. In der Heparin-Gruppe wurde nach Spülung zusätzlich eine Blockierung mit 3 ml Heparin (100 Einheiten/ml) durchgeführt. Primärer Studienendpunkt war die Unmöglichkeit, Blut zu aspirieren bei noch leicht gängiger Injektion. Leichte Injektion/unmögliche Aspiration wurde bei 109 (3,5 %) von 3019 Zugängen in der Kochsalzgruppe und bei 115 (3,8 %) von 3017 Zugängen in der Heparin-Gruppe beobachtet. Insgesamt entwickelten 20,4 % der Patienten in der Kochsalzgruppe und 19,1 % der Patienten in der Heparin-Gruppe wenigstens 1 Episode von „leichter Injektion/unmögliche Aspiration". Blutstrominfektionen wurden bei 2 Patienten (0,03/1000 Kathetertage) in der Kochsalzgruppe und bei 6 Patienten (0,10/1000 Kathetertage) in der Heparin-Gruppe gesehen (kein signifikanter Unterschied). Ein Patient in der Heparin-Gruppe erlitt eine HIT.

Die Studie konnte die Nicht-Unterlegenheit der Kochsalzblockade verglichen mit einer Heparin-Blockade belegen.

Ein ähnliches Ergebnis hatten bereits früher Bertoglio et al. (2012) berichtet, allerdings bei unzureichendem Studiendesign. Sie stellten retrospektiv zwei Gruppen einander gegenüber. In Gruppe A (n = 297) wurden bei Krebspatienten die Ports mit Heparin-Lösung geblockt (10 ml/500 U Heparin), in Gruppe B (n = 313) erfolgte die Blockierung mit 10 ml normaler Kochsalzlösung. Der Nachbeobachtungszeitraum betrug mindestens 12 Monate. Die Autoren sahen im Portüberleben (frei von Versagen aufgrund von Verschlussereignissen) zwischen beiden Gruppen keine Unterschiede, woraus sie schlossen, dass normale Kochsalzlösung gleich effektiv wie eine Heparin-Lösung sei, Ports bei der Behandlung von Krebspatienten offen zu halten.

13.3.2 Heparin-Dosierung bei Portblockierung und Spülung

Rosenbluth et al. (2014) untersuchten retrospektiv zwei aufeinander folgende Studienperioden, in denen bei onkologischen pädiatrischen Patienten die Ports entweder monatlich mit 5 ml Heparin, 100 Einheiten/ml (n = 86), oder mit 5 ml Heparin, 10 Einheiten/ml (n = 89), gespült und blockiert wurden. Als Maß für thrombotische Katheterkomplikationen wurde der Gewebe-Plasminogen-Aktivator-Verbrauch (tPA) gewählt. In der ersten Gruppe wurden 0,82 tPA-Interventionen auf 1000 Porttage gesehen, in der zweiten Gruppe mit niedriger Heparin-Dosierung 0,59 Interventionen auf 1000 Porttage (kein signifikanter Unterschied). Unterschiede in Komplikations- und Infektionsraten wurden ebenfalls nicht gefunden, sodass die Autoren folgerten, für das Blocken der Portkatheter würden 10 Einheiten Heparin/ml ausreichend sein, und in Frage stellten, ob überhaupt Heparin zur Blockierung erforderlich sei.

Wie sollen Ports nach Abschluss eines Chemotherapiezyklus bei Patienten mit Malignomen versorgt werden, wenn sie nicht genutzt werden? Dieser Frage gingen Kefeli et al. (2009) retrospektiv nach. Nach Abschluss der Chemotherapie wurde bei 59 Patienten alle 6 Wochen der Port mit 3 ml einer normalen Kochsalzlösung und 1000 Einheiten Heparin gespült, während bei 30 weiteren Patienten die Spülungen alle 4 Wochen mit 3,5 ml Kochsalzlösung und lediglich 500 Einheiten Heparin vorgenommen wurden. Alle Patienten wurden wenigstens für 1 Jahr nachbeobachtet. Da in beiden Gruppen keine Thrombosen oder Infektionen gesehen wurden, empfahlen die Autoren die Spülintervalle aus Gründen der Praktikabilität auf 6 Wochen auszudehnen. Das retrospektive Studiendesign war aber nicht in der Lage, etwas zur Dosierung von Heparin auszusagen.

Tatsächlich können wahrscheinlich längere Spülintervalle bei nicht genutztem Port eingehalten werden, auch wenn dies nicht in einer randomisierten Studie überprüft wurde (Kuo et al. 2005). Odabas et al. (2014) gaben Spülintervalle von deutlich mehr als 3 Monaten an, die einer sogenannten häufigen Portpflege (alle 3 Monate) hinsichtlich der Komplikationsraten gleichwertig waren. Da allerdings die Rate der Thrombosen bei 3-monatiger Spülung etwas geringer war, empfiehlt sich – nicht evidenzbasiert – vielleicht die Spülung im 3-Monats-Abstand.

13.3.3 Hautdesinfektion bei der Portpflege

Kao et al. (2014) verglichen retrospektiv zwei Patientenkollektive von Karzinompatienten mit venösen Portsystemen, bei denen zur Hautdesinfektion vor Portpunktion einmal eine Povidon(PVP)-Jod-Lösung (n = 396) und zum anderen eine Chlorhexidin-Lösung (n = 487) verwendet wurde. Die Nachbeobachtung betrug in beiden Kollektiven im Median 198 Tage. Zielpunkt der Untersuchung war die Rate an Blutstrominfektionen. Gramnegative Bakterien waren die häufigsten Krankheitserreger, ohne Unterschiede in beiden Gruppen (0,404 Episoden pro 1000 Kathetertage in der Jodgruppe, 0,450 Episoden in der Chlorhexidin-Gruppe). Blutstrominfektionen, die durch grampositive Erreger hervorgerufen wurden, waren aber nach Chlorhexidin-Desinfektion signifikant seltener (0,110 Episoden pro 1000 Kathetertage vs. 0,269 Episoden pro 1000 Kathetertage in der Jodgruppe). In dieser Untersuchung konnte demnach die Rate an grampositiven Blutstrominfektionen mittels Chlorhexidin-Desinfektion der Haut vor Portpunktion im Vergleich zur Verwendung von PVP-Jod-Lösung signifikant gesenkt werden. Dies wirkte sich aber nicht signifikant auf die Inzidenz an Blutstrominfektionen insgesamt aus, da die Mehrzahl der Infektionen durch gramnegative Erreger induziert wurden – und in dieser Hinsicht zwischen beiden Gruppen keine Unterschiede bestanden.

13.3.4 Extravasat/Paravasat

Ein Paravasat bei Bedienung eines venösen Portsystems ist eine Komplikation, die in der Mehrzahl der Fälle auf unerfahrene Handhabung zurückzuführen und damit vermeidbar ist, technische Probleme mit dem Port als solchem stellen eine Rarität dar. In einer Übersicht wurde die Häufigkeit von Paravasaten bei der Portnutzung mit 3–6 % angegeben (Kurul et al. 2002). Ursachen waren unter anderem Katheterschaden oder Bruch, Port-Katheter-Separation und Fehllagen der Katheterspitze. Am häufigsten aber waren Punktionen außerhalb der Portmembran oder Nadellageveränderungen während der Infusion. Letztere haben ihre Ursache in nicht ausreichender Nadelfixation während der Infusion oder in der Verwendung ungeeigneter Nadeln. Paravasate von Chemotherapeutika können zu schweren Komplikationen führen, weshalb nur gut ausgebildetes Personal diese Applikationen durchführen sollte. Vor der Infusion muss die Katheteroffenheit sichergestellt sein, indem zunächst Blut aspiriert wird. Falls es zum Paravasat kommt, muss die Infusion gestoppt werden, die Durchführung einer Röntgenthoraxaufnahme wird angeraten.

13.3.5 Antibiotikablock

Eine prospektive Beobachtungsstudie zur Antibiotikablocktherapie bei portassoziierter Blutstrominfektion (BSI) mit koagulasenegativen Staphylokokken bei 44 Patienten wurde von Del Pozo et al. (2009) berichtet. Verwendet wurden als Antibiotikum Vancomycin oder Teicoplanin. Verabreicht wurden zum Block des Portsystems 5 ml mit einer Konzentration von 2 mg/ml Vancomycin oder 10 mg/ml Teicoplanin plus Heparin (100 Einheiten/ml). Die Antibiotikablocks wurden täglich erneuert. Zusätzlich erfolgte eine systemische Antibiotikatherapie in gut der Hälfte der Fälle. Studienendpunkt war ein Versagen, die BSI zu beseitigen, kenntlich an Portentfernung oder an positiven Blutkulturen am Ende der Behandlung mit demselben Keimspektrum wie zuvor. Die Behandlung war bei 39 Patienten (88,6 %) erfolgreich, mit einer kumulativen Portüberlebensrate von 100 % in der Teicloplanin-Gruppe und 77 % in der Vancomycin-Gruppe. In dieser Studie war ein Antibiotikablock mit Teicoplanin in Kombination mit einer systemischen Antibiotikabehandlung in der Lage, ein 100 %iges Portüberleben zu erzielen. Letztlich fehlen aber randomisierte Studien, um den Wert dieses Vorgehens endgültig abschätzen zu können.

> **Fazit**
>
> Fazit für die klinische Praxis (nach Vescia et al. 2008):
>
> 1. Portpflege:
>   - Wesentlich ist die strikte Befolgung der Hygieneregeln
>   - Verwendung von nichtstanzenden Nadeln
>   - Bei Nicht-Gebrauch des Ports im Follow-up von Karzinompatienten sind wahrscheinlich 3-Monats-Intervalle für das Portspülen ausreichend
> 2. Thrombose:
>   - Keine Empfehlung für eine routinemäßige prophylaktische Antikoagulation
>   - Bei manifester Thrombose Behandlung mit niedermolekularem Heparin
> 3. Infektionen:
>   - Port- bzw. Katheterentfernung nicht immer notwendig
>   - Identifizierung der verursachenden Mikroorganismen durch Blutkultur und/oder Kultur von der Katheterspitze
>   - Adäquate antibiotische Behandlung

Literatur

Bertoglio S, Solari N, Meszaros P, Vassallo F, Bonvento M, Pastorino S, Bruzzi P (2012) Efficacy of normal saline versus heparinized saline solution for locking catheters of totally implantable long-term central vascular access devices in adult cancer patients. Cancer Nurs 35:E35–E42

Bouza E, Burillo A, Muñoz P (2002) Catheter-related infections: diagnosis and intravascular treatment. Clin Microbiol Infect 8:265–274

Bischoff SC, Arends J, Dörje F et al (2013) S3-Leitlinie der Deutschen Gesellschaft für Ernährungsmedizin (DGEM) in Zusammenarbeit mit der GESKES und der AKE. Künstliche Ernährung im ambulanten Bereich. Aktuel Ernahrungsmed 38:e101–e154

Del Pozo JL, García Cenoz M, Hernáez S, Martínez A, Serrera A, Aguinaga A, Alonso M, Leiva J (2009) Effectiveness of teicoplanin versus vancomycin lock therapy in the treatment of port-related coagulase-negative staphylococci bacteraemia: a prospective case-series analysis. Int J Antimicrob Agents 34:482–485

Department of Health. Queensland Government (2015) Guideline: totally implantable central venous access ports. www.health.qld.gov.au/__data/assets/pdf_file/0030/444486/icare-port-guideline.pdf

Empfehlung der Kommission für Krankenhaushygiene und Infektionsprävention beim Robert Koch-Institut (RKI) (2002) Prävention Gefäßkatheter-assoziierter Infektionen. Bundesgesundheitsbl – Gesundheitsforsch -Gesundheitsschutz 45:907–924

Goossens GA (2015) Flushing and locking of venous catheters: available evidence and evidence deficit. Nurs Res Pract 2015:985686

Goossens GA, Jérôme M, Janssens C, Peetermans WE, Fieuws S, Moons P, Verschakelen J, Peerlinck K, Jacquemin M, Stas M (2013) Comparing normal saline versus diluted heparin to lock non-valved totally implantable venous access devices in cancer patients: a randomised, non-inferiority, open trial. Ann Oncol 24:1892–1899

Kao HF, Chen IC, Hsu C, Chang SY, Chien SF, Chen YC, Hu FC, Yang JC, Cheng AL, Yeh KH (2014) Chlorhexidine for the prevention of bloodstream infection associated with totally implantable venous ports in patients with solid cancers. Support Care Cancer 22:1189–1197

Kefeli U, Dane F, Yumuk PF, Karamanoglu A, Iyikesici S, Basaran G, Turhal NS (2009) Prolonged interval in prophylactic heparin flushing for maintenance of subcutaneous implanted port care in patients with cancer. Eur J Cancer Care (Engl) 18:191–194

Kuo YS, Schwartz B, Santiago J, Anderson PS, Fields AL, Goldberg GL (2005) How often should a Port-a-Cath be flushed? Cancer Invest 23:582–585

Kurul S, Saip P, Aydin T (2002) Totally implantable venous-access ports: local problems and extravasation injury. Lancet Oncol 3:684–692

Liu Y, Zhang AQ, Cao L, Xia HT, Ma JJ (2013) Taurolidine lock solutions for the prevention of catheter-related bloodstream infections: a systematic review and meta-analysis of randomized controlled trials. PLoS One 8:e79417

Mermel LA, Allon M, Bouza E, Craven DE, Flynn P, O'Grady NP, Raad II, Rijnders BJ, Sherertz RJ, Warren DK (2009) Clinical practice guidelines for the diagnosis and management of intravascular catheter-related infection: 2009 update by the Infectious Diseases Society of America. Clin Infect Dis 49:1–45

Odabas H, Ozdemir NY, Ziraman I, Aksoy S, Abali H, Oksuzoglu B, Isik M, Civelek B, Dede D, Zengin N (2014) Effect of port-care frequency on venous port catheter-related complications in cancer patients. Int J Clin Oncol 19:761–766

Pittiruti M, Bertoglio S, Scoppettuolo G et al (2016) Evidence-based criteria for the choice and the clinical use of the most appropriate lock solutions for central venous catheters (excluding dialysis catheters): a GAVeCeLT consensus. J Vasc Access 17:453–464

Rosenbluth G, Tsang L, Vittinghoff E, Wilson S, Wilson-Ganz J, Auerbach A (2014) Impact of decreased heparin dose for flush-lock of implanted venous access ports in pediatric oncology patients. Pediatr Blood Cancer 61:855–858

Vassallo M, Dunais B, Roger PM (2015) Antimicrobial lock therapy in central-line associated bloodstream infections: a systematic review. Infection 43:389–398

Vescia S, Baumgärtner AK, Jacobs VR, Kiechle-Bahat M, Rody A, Loibl S, Harbeck N (2008) Management of venous port systems in oncology: a review of current evidence. Ann Oncol 19:9–15

Roland Hennes und Gisela Müller

Erratum zu:
R. Hennes und G. Müller, _Portpflege_,
https://doi.org/10.1007/978-3-662-60483-0

Wir machen darauf aufmerksam, dass die jetzt zur Verfügung gestellte Fassung sich von der zunächst veröffentlichten Fassung unterscheidet. Ursache dafür ist eine Korrektur der Abbildungen: Abb. 12.1, 12.2 und 12.3 wurden zur besseren Lesbarkeit neu beschnitten und alle Abbildungen in diesem Buch sind nun in Farbe.

Die aktualisierte Version des Buches kann hier abgerufen werden:
https://doi.org/10.1007/978-3-662-60483-0

Die aktualisierte Version von Kapitel 12 ist verfügbar unter
https://doi.org/10.1007/978-3-662-60483-0_12

© Springer-Verlag GmbH Deutschland, ein Teil von Springer Nature 2020   E1
R. Hennes und G. Müller (Hrsg.), _Portpflege_,
https://doi.org/10.1007/978-3-662-60483-0_14

EINFÜHRUNG

Was ist ein Portkatheter?
Der Portkatheter (kurz: Port) ist ein im Unterhautfettgewebe gelegener, dauerhafter Zugang zum venösen oder arteriellen Blutkreislauf. Der Port besteht aus einer Kammer mit einer dicken Silikonmembran sowie einem angeschlossenen Schlauch aus Polyurethan oder Silikon.

Die kleine Kammer kann entweder aus Kunststoff, kunststoffummanteltem Titan, Volltitan oder aus einer Kombination mit Keramik bestehen. Der Portkatheter wird im Rahmen eines operativen Eingriffes implantiert.

Durch das Einstechen in die Silikonmembran wird der Zugang zum Blutkreislauf hergestellt. Über die in der Portkammer liegende Nadel kann entweder Blut entnommen oder ein Medikament per Infusion zentral im Körper verabreicht werden.

Anwendungsgebiete
Ein Portkatheter wird vornehmlich in der Tumor-Therapie, Ernährungsmedizin und zur Schmerzbehandlung eingesetzt, wenn ein häufiger und sicherer venöser oder arterieller Zugang benötigt wird.

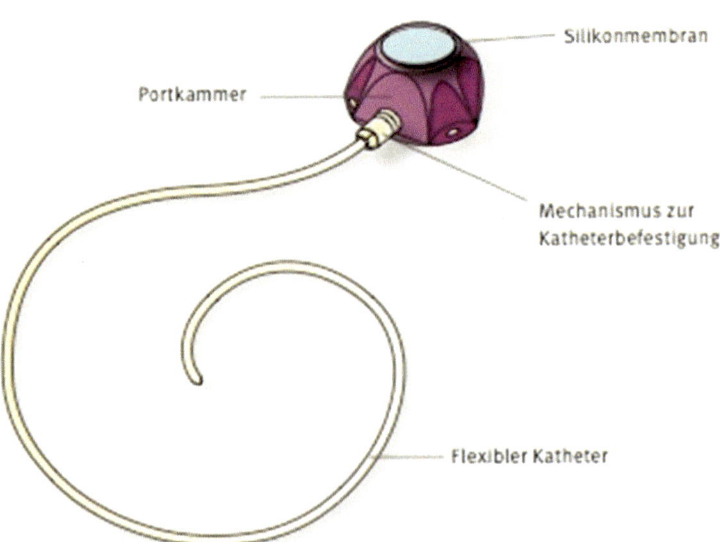

Abb. 12.1 Aufbau und Funktion eines Portkathetersystems (Universitätsklinikum Heidelberg, „Wissenswertes rund um Ihren Port" September 2014)

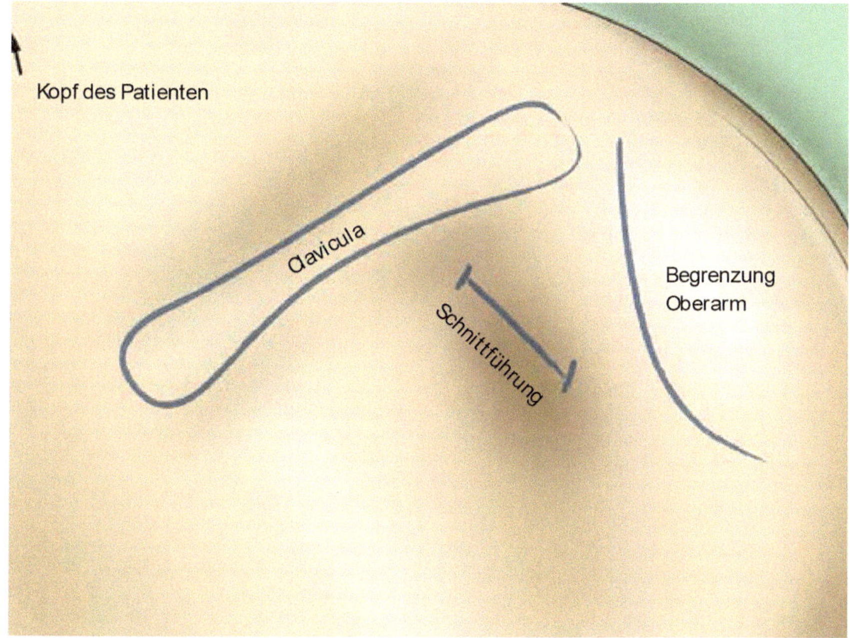

Planung für eine standardisierte Port-Implantation

Ambulanz-OP

Im ambulanten OP wird unser Pflege-team Sie in Empfang nehmen und in den OP-Saal begleiten. Es kann sein, dass das OP-Gebiet rasiert werden muss. Dies darf wegen des Infektionsrisikos nur unmittelbar vor der OP erfolgen.

Der Operateur wird nun die lokale Be-täubung verabreichen. Diese Dosis ist in der Regel ausreichend, um Sie während der gesamten Operation schmerzfrei zu halten. Sollten Sie dennoch Schmerzen verspüren, kön-nen wir Ihnen jederzeit weitere Mit-tel zur Betäubung verabreichen.

Die Lage Ihres Portkatheters wird während der Operation mittels Rönt-gen kontrolliert.

In der Unterlage des OP-Tisches befindet sich eine Röntgenmatte, so dass es nicht notwendig sein wird, Sie zusätzlich mit einer Bleischürze abzudecken.

Ruhephase nach der OP

Nach der Operation können Sie die Klinik sofort wieder verlassen. Sollten Sie sich jedoch noch ge-schwächt fühlen, können Sie sich gerne noch etwas in der Tagesklinik ausruhen.

Abb. 12.2 Auszug aus der Informationsbroschüre für Patienten und Angehörige zum operativen Ablauf (Universitätsklinikum Heidelberg, „Wissenswertes rund um Ihren Port" September 2014)

[12] UNIVERSITÄTSKLINIKUM **HEIDELBERG**

IHRE WUNDE

Nach der Portimplantation wird Ihre Haut in der Regel mit einem resorbierbaren Faden oder durch Hautkleber verschlossen. Dies hat den Vorteil, dass Sie nicht zum Arzt gehen müssen um Ihre Fäden entfernen zu lassen.

Sollte Ihre Chemotherapie in den nächsten Tagen beginnen, werden wir ihre Haut per Naht verschließen und einen Gripper einlegen. Das Risiko einer Wundheilungsstörung wird so verringert.

Wundbeobachtung und Versorgung
Ihre OP-Wunde wird zusätzlich noch mit einem Pflaster abgedeckt. Dieses können Sie für zwei Tage belassen. Wenn Sie in dieser Zeit duschen möchten, bitten wir Sie die Wunde mit einem wasserfesten Pflaster abzudecken. Dieses Pflaster erhalten Sie in jeder Apotheke. Nach dem 3. Tag dürfen Sie ohne Verband duschen.

Hat sich Ihre Wunde verändert?
Folgende Beobachtungskriterien können ernstzunehmende Anzeichen einer Störung im Wundheilungsverlauf sein:

- Die umgebende Haut ist gerötet.
- Die umgebende Haut ist geschwollen.
- Die direkte Umgebung ist wärmer als andere Bezirke.
- Die Wunde sondert Sekret ab.
- Die Wundränder klaffen auseinander.
- Die Schmerzen nehmen zu.
- Sie haben Fieber.

Treten ein oder mehrere dieser Zeichen auf, sollten Sie sich mit unserer Ambulanz in Verbindung setzen.

Sollte Ihnen an der Wunde etwas Ungewöhnliches auffallen oder Sie beunruhigen, dürfen Sie gerne bei uns anrufen oder vorbeikommen. (Tel: **06221 56-6220**)

Abb. 12.3 Portbroschüre: Informationen zur Wundbeobachtung (Universitätsklinikum Heidelberg, „Wissenswertes rund um Ihren Port“ September 2014)

Hier die empfohlene Vorgehensweise für die Nutzung des Portkatheters durch das geschulte Arzt- oder Pflegepersonal nach den Leitlinien des Universitätsklinikum Heidelberg:

5.2.3 Punktion des Portkatheters *(Auszug aus den Leitlinien)*
- Händedesinfektion.
- Unsterile Handschuhe und Mundschutz anziehen. Falls keine vorhanden nicht sprechen.
- Sterile Ablage inklusive des benötigten Materials richten.
- Desinfektion des Punktionsbereichs.
- Steriles Abwischen des Punktionsbereichs – diesen Vorgang „Sprühen + Wischen" wiederholen.
- Erneute Desinfektion des Punktionsbereichs + einwirken lassen (RKI Kat. 1B).
- Sterile Handschuhe anziehen.
- Entlüften der Portnadel mit NaCl 0,9%.
- Ertasten der Portkammer und fixieren des Ports mit zwei Fingern.
- Patient in die entgegen gesetzte Richtung blicken lassen.
- Portnadel sicher festhalten.
- Nadelschutz entfernen und senkrecht zur Membran des Port bis zum Nadelstopp punktieren.
- Klemme der Portnadel öffnen.
- Aspirationsversuch, wenn nicht möglich nur mit 10 ml NaCl 0,9% spülen.
- Anschließend Verband mit Fixierung anlegen.

5.2.4 Verabreichen von Infusionen

5.2.6 Entfernung der Portnadel *(Auszug aus den Leitlinien)*
- Bei längerer Verweildauer, Nadelwechsel alle 5 Tage.
- Spülen des Ports mit 10 ml NaCl 0,9%.
- Fixierung des Ports mit zwei Fingern, greifen der Portnadel und ziehen.
- Portnadel sicher in vorgesehenen Abwurf entsorgen.
- Hautdesinfektion und Versorgung der Einstichstelle mit sterilem Wundpflaster.
- Eintragen in die Patientenakte.

Es wird empfohlen, das Portkathetersystem, wenn es länger nicht benutzt wird, alle 3 Monate mit einer Kochsalzlösung zu spülen, um einem Verschluss vorzubeugen.

Abb. 12.3 (Fortsetzung)

Stichwortverzeichnis

© Springer-Verlag GmbH Deutschland, ein Teil von Springer Nature 2020
R. Hennes und G. Müller (Hrsg.), *Portpflege,*
https://doi.org/10.1007/978-3-662-60483-0